LA MESURE DE L'INTELLIGENCE
(1904-2004)

site : www.librairieharmattan.com
e.mail : harmattan1@wanadoo.fr

ISBN : 2-7475-9049-6
EAN : 9782747590495

Serge NICOLAS & Bernard ANDRIEU (Eds.)

LA MESURE DE L'INTELLIGENCE (1904-2004)

Conférences à la Sorbonne à l'occasion du centenaire de l'échelle Binet-Simon

avec une introduction de Guy Avanzini

L'Harmattan
5-7, rue de l'École-Polytechnique ; 75005 Paris
FRANCE

L'Harmattan Hongrie
Könyvesbolt
Kossuth L. u. 14-16
1053 Budapest

Espace L'Harmattan Kinshasa
Fac..des Sc. Sociales, Pol. et
Adm. ; BP243, KIN XI
Université de Kinshasa – RDC

L'Harmattan Italia
Via Degli Artisti, 15
10124 Torino
ITALIE

L'Harmattan Burkina Faso
1200 logements villa 96
12B2260
Ouagadougou 12

Collection Encyclopédie Psychologique

dirigée par Serge Nicolas

La psychologie est aujourd'hui la science fondamentale de l'homme moral. Son histoire a réellement commencé à être écrite au cours du XIXe siècle par des pionniers dont les œuvres sont encore souvent citées mais bien trop rarement lues et étudiées. L'objectif de cette encyclopédie est de rendre accessible au plus grand nombre ces écrits d'un autre siècle qui ont contribué à l'autonomie de la psychologie en tant que discipline scientifique. Cette collection, rassemblant les textes majeurs des plus grands psychologues, est orientée vers la réédition des ouvrages classiques de psychologie qu'il est difficile de se procurer aujourd'hui.

Du même auteur

A. BINET, Psychologie de la mémoire (Œuvres choisies I), 2003.
A. BINET, & Th. SIMON, Le premier test d'intelligence (1905), 2004.
A. BINET, L'étude expérimentale de l'intelligence (1903), 2004.
A. BINET, & Th. SIMON, Le développement de l'intelligence (1908), 2004
A. BINET, La graphologie : Les révélations de l'écriture (1906), 2004.
A. BINET, Psychologie des grands calculateurs et joueurs d'échecs (1894).
A. BINET, V. HENRI, La fatigue intellectuelle (1898), 2004.
A. BINET, La suggestibilité (1900), 2005.

Dernières parutions

Pierre JANET, Conférences à la Salpêtrière (1892), 2003.
Pierre JANET, Leçons au Collège de France (1895-1934), 2004.
Pierre JANET, La psychanalyse de Freud (1913), 2004.
Pierre JANET, Contribution à l'étude des accidents mentaux (1893), 2004.
Pierre JANET, Premiers écrits psychologiques (1885-1888), 2005.
F. A. MESMER, Mémoire sur la découverte du magnétisme animal (1779)
Serge NICOLAS, La psychologie de W. Wundt, 2003.
Serge NICOLAS, L'hypnose : Charcot face à Bernheim, 2004.
Serge NICOLAS, Théodule Ribot, philosophe breton, 2005.
H. BERNHEIM, De la suggestion dans l'état hypnotique (1884), 2004.
Paul BROCA, Ecrits sur l'aphasie (1861-1869), 2004.
Auguste A. LIEBEAULT, Du sommeil et des états analogues (1866), 2004
J. DELEUZE, Histoire critique du magnétisme animal (1813, 2 vol.), 2004
F.J. GALL, Sur les fonctions du cerveau (Vol. 1, 1822), 2004.
J. BRAID, Hypnose ou traité du sommeil nerveux (1843), 2004
E. E. AZAM, Hypnotisme double conscience, le cas Félida (1887), 2004.
A. DESTUTT DE TRACY, Projet d'éléments d'idéologie (1801), 2005.
P. LAROMIGUIÈRE, Leçons de philosophie (1815, 1818, 2 vol.), 2005.
F. J. NOIZET, Mémoire sur le somnambulisme (1820-1854), 2005.

PRÉFACE

Le samedi 5 juin 2004 a eu lieu dans l'amphithéâtre Durkheim à la Sorbonne[1] la commémoration du centenaire de l'*Échelle métrique* de l'intelligence Binet-Simon. Le comité d'organisation était présidé par Bernard Andrieu[2] et Guy Avanzini[3]. C'est sous l'égide de la Société Binet-Simon que paraît aujourd'hui cet ouvrage commémoratif.

Le nom d'Alfred Binet (1857-1911) est traditionnellement associé à celui de Théodore Simon (1873-1961) dans l'élaboration du premier test pour mesurer l'intelligence sous la désignation du test Binet-Simon, dit le B.-S. Cette association aura conduit à des interprétations naturalistes du test. Or Alfred Binet avait su s'inspirer de la réflexion d'Henry Beaunis (1830-1921) sur les questionnaires psychologiques individuels et sur les tests mis au point précédemment.

Binet avait su critiquer avec son élève Victor Henri (1872-1940) en 1896 dans leur article sur "la psychologie individuelle" publié dans *L'Année Psychologique* les séries de tests sur les processus psychiques inférieurs mis au point en 1890 par James McKeen Cattell (1860-1944), en 1891 par Hugo Münsterberg, puis par Bolton en 1892 et par Joseph Jastrow et Scripture en 1893. Critique en 1904 dans *L'Année*

---

[1] Faculté des Sciences Humaines et Sociales de la Sorbonne – Université Paris V René Descartes, 17 rue de la Sorbonne – 75005 Paris.

[2] Maître de Conférence habilité en épistémologie. OREST / IUFM de Lorraine, chercheur aux Archives Poincaré UMR 7117 CNRS / Université de Nancy 2 et au GDR CNRS 2332 Anthropologie des représentations du corps.

[3] La société Binet-Simon (14, rue Roger Ravaisson 69005 Lyon), présidée par le Pr Guy Avanzini, continue aujourd'hui à travers sa revue (n° 680 depuis 1900) *Éduquer. Psychologie et Sciences de l'éducation* (Éd. L'Harmattan) à s'associer à la publication historique et scientifique des Œuvres d'Alfred Binet, entreprise en 1995 par Bernard Andrieu et poursuivie avec lui sous la direction du Pr Serge Nicolas (Université de Paris V).

Psychologique envers les travaux de J. J. van Biervliet sur les postulats de sa mesure de l'intelligence, Binet veut fonder la psychologie individuelle sur l'étude des processus supérieurs. Il est vrai que la reprise américaine par Lewis Madison Terman et H. Goddard aura détourné le test de son sens initial pour en faire un instrument de sélection et d'élitisme.

Dans une approche d'épistémologie clinique, Binet transforme plutôt le diagnostic en nombre représentant le niveau intellectuel pour faire de la mesure un instrument efficace. Cyril Burt (1883-1971) s'inspira directement des travaux de Binet pour fonder ses instruments de mesure. Multiforme, l'intelligence n'est pas une faculté naturelle qui légitimerait une classification raciale. À l'inverse, Binet aura le premier souligné la différence sociale des variations cognitives dans les résultats des performances intellectuelles mais aussi physiques.

Binet a-t-il anticipé les travaux sur le développement cognitif dont le succès épistémologique actuel cache la complexité de ses origines ? L'accent mis sur la mesure depuis le début des années 1890 jusqu'à sa mort sert la délimitation des frontières entre les caractères physiques et les capacités mentales. L'établissement de différents niveaux d'analyse cognitive est la conséquence de l'individualisation psychologique, aujourd'hui spécialité de la psychologie différentielle. Plus qu'une influence neuropsychiatrique, le déficit mental aura été le moyen de poser en creux la question du fonctionnement cognitif. Mais il faut bien distinguer l'intelligence géométrique du test Binet-Simon de la psychologie cognitive différentielle mise au point par Binet, avant Piaget, dans son ouvrage *L'Étude expérimentale de l'intelligence*, sorte de dédoublement effacé par le succès du Binet-Simon.

Les textes rassemblés ici conservent la trace écrite de la série de conférences données à l'occasion du centenaire de l'échelle métrique Binet-Simon. Dans son discours d'ouverture, le Pr Guy Avanzini, Président de la Société Binet-Simon, a donné une lecture *intelligente* de l'échelle métrique en rappelant le sens même qu'Alfred Binet a voulu lui donner en amont des interprétations qui, parfois de façon à la fois simpliste et polémique, en ont provoqué des représentations erronées. Le Pr Serge Nicolas a ensuite retracé l'histoire des tests qui ont paru dans la littérature avant le Binet-Simon, soulignant ainsi l'échec relatif des tentatives antérieures. Le Pr Michel Huteau s'est intéressé à la réception de l'échelle métrique en France, un épisode peu connu des historiens, avant que le Pr Jacques Lautrey nous donne un très passionnant tableau de l'évaluation de l'intelligence aujourd'hui. Le Pr Diana F. Faber s'est intéressée, quant à elle, aux différences culturelles dans la mesure de l'intelligence à travers la relation de Binet avec Cyril Burt (1883-1971). L'épistémologue Marc Zarrouati s'est par la suite arrêté à la construction paradoxale de l'anomalie chez Binet. Le sociologue et historien Olivier Martin s'est posé la question des conséquences de la mathématisation de la psychologie de l'intelligence en Amérique. Pour terminer cette série de conférences, Bernard Andrieu a traité de la céphalométrie chez Binet.

PROGRAMME DE LA JOURNÉE DU 5 JUIN 2004 (SORBONNE)

9 h 00

Guy AVANZINI : Une lecture *intelligente* de l'Échelle Métrique
Président de la Société Binet-Simon, Professeur émérite en Sciences de l'Éducation à l'Université de Lyon II.
Auteur *Alfred Binet*, Paris, PUF, 2002.

9 h 30

Serge NICOLAS : Les tests avant le Binet-Simon
Professeur de psychologie expérimentale à l'Université Paris V - René Descartes, CNRS LPE.
Auteur *Histoire de la psychologie française*, Paris, In Press, 2002.

10 h 30

Michel HUTEAU : La réception de l'Échelle métrique en France
Professeur émérite au CNAM
Co-Auteur de *Évaluer l'intelligence. Psychométrie cognitive*, Paris, PUF, 1999.

11 h 30

Jacques LAUTREY : L'évaluation de l'intelligence aujourd'hui
Professeur émérite de psychologie différentielle à l'Université Paris V
Co-Auteur de *Évaluer l'intelligence. Psychométrie cognitive*, Paris, PUF, 1999.

14 h 00

Diana F. FABER : La relation Binet-Burt et quelques différences Culturelles dans la mesure de l'intelligence
Professeur de psychologie, Université de Liverpool
Auteur de « Binet et Burt », Revue *Éduquer, Psychologie et Sciences de l'Éducation*, 2004.

15 h 00

Marc ZARROUATI : A. Binet et la construction paradoxale de l'anomalie
M. C. Épistémologie GRIDIFE / IUFM Midi Pyrénées, ERT 46

16 h 00

André FLIELLER : Du Binet-Simon à l'effet Flynn
Professeur de psychologie, Université de Nancy 2
Co-éditeur de *Questions de psychologie différentielle*, PUR, 2001.

17 h 00

Olivier MARTIN : Qu'est-ce que les mathématiques ont fait au test de Binet (en Amérique) ?
M. C. Sociologie, Université Paris V
Auteur de *La mesure de l'esprit, Origine et développement de la psychométrie 1900-1950*, L'Harmattan, 1997.

18 h 00

Bernard ANDRIEU : Céphalométrie et intelligence inégale chez A. Binet en 1901
M. C. habilité en Épistémologie, OREST / IUFM de Lorraine, UMR 7117 CNRS
Archives Poincaré
Auteur de *Le cerveau psychologique. Histoire et modèles*, CNRS, 2003.

UNE LECTURE INTELLIGENTE DE L'ÉCHELLE MÉTRIQUE

Introduction au Centenaire de l'Échelle Binet-Simon 1905-2005.

Guy AVANZINI[4]

En ouvrant ce Colloque, je veux d'abord et d'emblée remercier Bernard Andrieu, notre Secrétaire général, qui en a conçu le projet et assuré l'organisation avec le dynamisme que nous lui connaissons. Je veux aussi souhaiter la bienvenue à vous tous, qui avez répondu à notre invitation de célébrer le centenaire de l'Échelle métrique de l'intelligence. Il convenait que cet anniversaire fut commémoré vu sa place dans l'histoire de la psychologie et son retentissement. Une lecture intelligente de l'échelle métrique pourrait à bon droit être estimée bien prétentieuse si je ne précisais aussitôt qu'il s'agit seulement de tenter de rappeler le sens même qu'Alfred Binet a voulu lui donner en amont des interprétations qui, parfois de façon à la fois simpliste et polémique, en ont provoqué des représentations erronées.

Pour restaurer l'authenticité de celle-ci, il faut, me semble t-il, lui reconnaître trois traits fondamentaux :

- y voir non une justification improvisée d'items disparates mais un test homogène, solidaire dans une théorie de l'intelligence.

[4] Professeur honoraire. Président de la Société Binet-Simon.

- y voir non un instrument de relégation des « anormaux » mais un moyen de suivi et une pédagogie personnalisée.

- y voir non la mesure stigmatisante d'un niveau mais un mode d'appréciation de la dynamique intellectuelle de chaque sujet.

Un test homogène dans une théorie de l'intelligence

La première lecture erronée consiste à voir dans l'Échelle le regroupement hâtif de quelques questions choisies fortuitement et juxtaposées pour satisfaire au plus vite à une requête administrative. Certes c'est une conjoncture précise qui a amené à l'élaborer. En 1904, on le sait, voilà 100 ans, une Commission Ministérielle placée sous la présidence de Léon Bourgeois est « chargée d'étudier la question des enfants anormaux ». Binet, qui en est membre, est nommé rapporteur d'une méthode propre à les dépister par des mesures d'intelligence au moyen d'une méthode psychologique.

L'exigence d'un enseignement destiné aux débiles scolarisables décida Binet à construire une Échelle métrique de l'intelligence. Il s'en acquitte très rapidement en recourant aux enfants hospitalisés à la Salpêtrière et à ceux des écoles des 2e et 10e arrondissements, spécialement de la rue Grange-aux-Belles, bien que le laboratoire de pédagogie expérimentale, qui allait y être installé, n'ait été officiellement créé qu'en 1907.

Loin de trahir une attitude de précipitation ou de résulter d'une improvisation, cette promptitude n'a été possible que parce qu'il s'agissait d'un projet nourri depuis longtemps et lentement mûri. Cette œuvre mémorable récapitule et exploite en effet les nombreuses recherches que Binet menait depuis longtemps avec le Dr Simon et dont il ne savait pas l'aboutissement : « Elle a été construite lentement à l'aide d'études faites non seulement dans les écoles primaires et les écoles maternelles sur les enfants de tous âges, depuis 3 ans jusqu'à 16 ans, mais encore dans les hôpitaux et les hospices, sur les idiots, les imbéciles et les débiles et enfin dans toutes sortes de milieux et même au régiment sur des adultes lettrés et illettrés » (Binet, 1911, p. 125). Simon précise à quand remontent les approches initiales : « C'est en 1899-1900 que nous avons, avec Binet, entrepris nos premiers essais de mesure de l'intelligence » (Simon, 1966, p. 7). L'étude du Bulletin de la Société montre aussi que certaines épreuves sont esquissées dès 1890 notamment celle de la définition de mots (Binet, 1890, p. 68) ; d'autres, comme la présentation des gravures, sont utilisées dès 1893 avant même que, en 1902-1903, Binet suggère à nouveau au Dr J. Philippe d'étudier l'idéation et l'image mentale, en priant des sujets de réagir à des images qu'on leur présente (Clavière & Philippe, 1903, p. 263). C'est après beaucoup de tâtonnements qu'elle regroupe et coordonne de nombreuses questions antérieurement dispersées qui, au cours des travaux passés, étaient apparues susceptibles, à des titres divers, de déceler l'intelligence. Ainsi Binet peut, en ce début de 1905, cristalliser et formaliser les ébauches antérieures ; il arrête le choix et l'ordre de présentation des items (Binet, Simon, & Vaney, 1906) avant de demander à Decroly d'effectuer une contre-expertise sur la population de l'École d'anormaux de Bruxelles (Decroly & Degand, 1906).

Mais, bien plus, loin de constituer seulement une juxtaposition empirique, l'instrument ainsi construit est étroitement solidaire et même indissociable d'une théorie de l'intelligence générale. En effet Binet « postule » l'existence de celle-ci et traite l'atomisme comme incapable de rendre compte des démarches de l'esprit : lorsque nous nous assignons un but et en poursuivons la réalisation, notre effort, pense t-il, ne relève pas exclusivement de l'attention, de la volonté ou de la mémoire, mais de toutes les facultés à la fois ; quand, constatant l'inefficacité d'un moyen, nous lui en substituons un autre, ce remaniement ne peut se réduire à un jugement mais implique aussi attention, voire volonté. On n'épuise l'analyse d'aucun acte de la pensée en le rapportant à une faculté déterminée, car toutes sont mobilisées pour chacun d'entre eux et s'exercent simultanément et conjointement.

Pour rendre compte adéquatement de ce dynamisme, Binet propose un « schéma », de type fonctionnel, qui s'élabore progressivement et qui, encore flou, quoique implicite dans *l'Étude expérimentale de l'intelligence*, reçoit son expression la plus précise dans la longue étude sur « L'intelligence des imbéciles » (Binet & Simon, 1909, p. 3). Selon une conception triangulaire : l'acte intelligent implique d'abord une *direction*, c'est-à-dire une fin – le problème à résoudre – dont l'esprit conserve la représentation tout au long de l'effort de résolution. Le deuxième vecteur c'est l'*adaptation*, c'est-à-dire la plus ou moins grande propension à inventer les moyens propres à obtenir la fin. Le troisième c'est la correction, parfois appelée aussi esprit critique, autocensure ou ajustement, qui consiste dans le pouvoir de juger la validité de la fin poursuivie et l'efficacité des moyens employés.

Dans *Les idées modernes*, ce schéma est remanié sur un point : l'adaptation est décomposée en deux facteurs, la compréhension de la situation initiale et l'invention proprement dite grâce à laquelle s'opère le progrès de la démarche. Les concepts de direction et de censure sont maintenus. C'est ce lien, plus encore cette solidité, qu'a discernée et confirmée Piaget lors de sa conférence en 1975 à Lyon, à l'occasion du 75e anniversaire de la Société. À propos des tests il écrit : « Au premier abord, ils sont surprenants. Mais il y a là un mélange d'éléments de toutes sortes qui paraissent hétérogènes et dont on ne voit pas exactement le rapport avec cette intelligence. Je pense au contraire, que c'est une idée profonde de Binet d'avoir emprunté les éléments de ses tests d'intelligence à tous les domaines de mécanismes cognitifs. Cela implique un principe qui reste implicite et que Binet n'a pas développé avec vigueur, mais qui est tout à fait net dans sa pensée. C'est l'idée que l'intelligence n'est pas un casier particulier, une faculté particulière, mais qu'elle constitue en fait l'organisation d'ensemble de toutes les fonctions cognitives » (Piaget, 1975, pp. 113-114).

Un moyen de marginalisation des anormaux

Ces remarques permettent d'identifier la seconde lecture erronée, celle qui objecte à l'Échelle d'être – de n'être que – un moyen de marginalisation des anormaux. D'abord, en cherchant à évaluer les sujets éducables, c'est, qu'on le veuille ou non, le processus d'intégration que Binet inaugure – ceux-là, au moins, échapperont à l'hospice. Aussi bien, quoi qu'il soit advenu ultérieurement de leur pratique, les classes de perfectionnement sont, à ses yeux, une structure provisoire de remédiation et nullement une mise à l'écart définitif.

En outre, si l'on veut bien lire de près les *Idées modernes* – ce que beaucoup de ses interprètes ont négligé en y voyant un ouvrage de vulgarisateur alors qu'il s'agit de la synthèse de ses recherches – on y trouve l'affirmation dont sa prudence méthodologique lui interdisait d'anticiper l'observation de sa validité, celle de l'éducabilité intellectuelle des débiles. En outre l'étude attentive des textes oblige à constater que, en dépit des apparences, l'Échelle n'est pas seulement dans son esprit un moyen de détection des débiles.

Certes il est vrai que, au moment où ils la publient en 1905, Binet et Simon la présentent exclusivement comme une méthode « pour le diagnostic du niveau intellectuel des anormaux » (Binet & Simon, 1905, p. 191). Ils ne paraissent pas alors se préoccuper d'en étendre l'usage. Mais trois ans plus tard, en 1908, l'étude qui commente la première révision de l'épreuve s'intitule « le développement de l'intelligence chez les enfants », et ses auteurs écrivent que l'Échelle est destinée à « faire une hiérarchie parmi les enfants normaux » (Binet & Simon, 1908). La même orientation se confirme en 1911 : aussi bien, les items supplémentaires qui apparaissent alors et qui concernent les « niveaux supérieurs » seraient superflus si le test était réservé aux débiles, puisque ceux-ci ne les atteignent pas. On pourrait croire que Binet en remanie profondément la signification et la portée de l'échelle métrique en universalisant son applicabilité.

En réalité, il n'y a pas deux étapes distinctes et successives de sa pensée. Les thèmes de 1908 ne sont pas absents des textes de 1905 ; ils se trouvent seulement dans l'ombre en attendant d'être mis en relief. Quoiqu'en 1905 l'usage de l'épreuve soit limité aux débiles, l'extension de son applicabilité n'est pas exclue puisque Binet écrit déjà qu'elle permet de savoir « de combien d'années tel individu est en retard ou en avance » (Binet & Simon, 1905, p. 195). Dans un texte que M. Zazzo attribue à la même année, il note aussi « qu'on pourrait même étendre l'Échelle jusqu'à l'adulte normal, jusqu'au normal intelligent, hyper intelligent et mesurer ou, du moins, essayer de mesurer le talent et le génie », mais, ajoute t-il : « nous remettons à une autre occasion cette étude difficile » (Zazzo, 1966, p. 19).

Si Binet réserve initialement l'Échelle aux anormaux, cela tient d'abord à ce que ce sont sur eux qu'il souhaite mettre au point l'instrument de dépistage avant la fin des travaux de la Commission ministérielle. C'est seulement ensuite qu'il en dégage toute la signification et en déchiffre la portée psychologique et philosophique, spécialement sa contribution à la psychologie individuelle.

Un regard objectiviste

Cela nous amène à la troisième lecture fautive, à la fois la plus banale et la plus grave, celle qui traite l'Échelle comme émanant d'un regard objectiviste percevant l'intelligence comme une chose stable dont les dimensions étiquetteraient à jamais le détenteur. Sans doute ce contre-sens est-il paradoxalement favorisé par la minutie des indications d'ordre méthodologique sur les précautions à observer et sur la maîtrise des épreuves indispensables à la rigueur de la standardisation. De même, et plus encore, une équivoque est-elle introduite par le recours à la notion ambiguë de « mesure ». En d'autres termes, il ne s'agit nullement d'une métrique attributive qui indiquerait définitivement le poids intellectuel « naturel » du sujet, mais d'un classement distributif de ses performances actuelles.

Aussi, contrairement à une erreur répandue, Binet n'est pas l'auteur du concept de Q.I. Il est mort trop tôt pour l'avoir connu et réagir ; on voit qu'il est regrettable que lui soit attribué ce concept postérieur à lui. Mais, compte tenu de ce qu'il écrit dans les *Idées modernes* sur l'éducabilité de l'intelligence, on peut risquer l'hypothèse qu'il l'aurait accueilli comme celui de sa création, avec méfiance et défaveur et que, s'il s'en est tenu aux notions de développement intellectuel et d'âge mental, ce n'est pas par hasard mais pour maintenir le jeu souple de leur articulation.

De plus et surtout, Binet n'ignore pas qu'au-delà des indications sur le profil intellectuel, l'administration de l'épreuve révèle au clinicien expérimenté et attentif à l'attitude du sujet la personnalité même de celui-ci : « Nous avons exploré avec l'outil nouveau que nous venons de forger plus de trois cents sujets, et, à chaque examen nouveau, notre attention a été éveillée, surprise, charmée par les observations que nous devions faire à côté sur la manière de répondre, la manière de comprendre, la malice des uns, l'obtusion des autres et les mille particularités qui faisaient que nous avions devant les yeux le spectacle si attachant d'une intelligence en activité » (Binet & Simon, 1908, p. 61). Sans aller à une interprétation projectiviste, qui serait étrangère à son dessin, on peut dire que c'est bien la personnalité intellectuelle en son unicité qu'il s'efforça d'appréhender. Simon, sans le même recul mais avec son expérience pédopsychiatrique, confirme cette polyvalence de l'information recueillie, lorsqu'il écrit que grâce à l'Échelle, il décelait pendant la guerre de 1914-1918 les simulateurs et divers psychotiques.

L'insistance réitérée de Binet sur ce point n'est pas une simple remarque marginale, mais une précision proprement épistémologique sur la portée de l'épreuve : le protocole signifie plus qu'il ne dit. C'est ce qui entraîne son insistance sur l'impression massive que procure l'examen, c'est-à-dire la densité de l'information qu'apporte une observation concentrée de l'enfant. L'analyse de ses derniers textes garantit que Binet n'a pas trahi le clinicisme au profit d'une métrologie envahissante et exclusive, mais qu'il a seulement cherché à garantir le premier par la seconde, c'est-à-dire à éviter l'arbitraire. Il ne s'abandonne pas à un objectivisme sommaire ou à un naturalisme innéiste et réserve la part de la relation clinique, notamment quand il met l'accent sur le doigté requis pour bien user de l'Échelle, qu'il refuse d'assimiler à une « bascule de gare » (Binet & Simon, 1908, p. 60) qui délivrerait automatiquement le poids intellectuel du sujet examiné. Indéniablement très attentif à la densité de l'information que procure la réaction de l'individu soumis à l'épreuve, il condamne ceux qui négligeraient de la recueillir et de l'intégrer à la matière à partir de laquelle s'élabore leur diagnostic.

Sans doute ne conçoit-il pas que le psychologue soit lui-même engagé dans la relation. C'est pourquoi, examinant l'évolution de Binet et se demandant si la pratique du test a contribué à développer chez son auteur le discernement des problèmes liés à la situation d'examen, M. Guillemin exprime plutôt la crainte que l'Échelle métrique ait amenuisé sa « sensibilité au jeu des influences inter-subjectives » (Guillaumin, 1965, p. 48). Malgré cette réserve, il reste qu'aux yeux de son auteur l'Échelle est bien une voie d'accès à l'individuel. Elle est foncièrement bivalente : au-delà de l'indication globale qu'elle fournit sur l'avance, le retard ou l'éducabilité du sujet, elle dit davantage à celui qui a l'habitude de la pratiquer et qui analyse le détail des réponses.

Ainsi, structurée autour d'une théorie de l'intelligence, ordonnée à distribuer les sujets selon leurs performances acquises, et capable de saisir les modalités spécifiques du fonctionnement intellectuel, telle nous apparaît l'Échelle métrique lorsqu'on s'attache, par l'analyse des textes, à restituer le regard que Binet portait sur elle.

Bibliographie

Avanzini, G. (1962). Contribution à l'étude de la pensée d'Alfred Binet. Compte-rendu du livre de Zazzo, *Conduites et Conscience*, *Bull.*, n° 472, 24-26.

Avanzini, G. (1969). *Alfred Binet et la pédagogie scientifique*. Paris : Vrin. Trad. Ital. en 1974, *Alfred Binet e la pedagogia scientifica*, Turin, ed. Paravia, 230 p.

Avanzini, G., (1972). Alfred Binet E A "Pedagogia General". *Revista Portiguesa de Pedagogia*, VI, 93-113.

Avanzini, G. (Ed.) (1974). Alfred Binet. *Ecrits psychologiques et pédagogiques*. Toulouse : Privat.

Avanzini, G. (1975). Les travaux d'Alfred Binet sur le langage et la lecture. *Bull.*, n° 543, 60-63.

Avanzini, G. (Ed.) (1978). Alfred Binet, Théodore Simon. In *Les enfants anormaux*. Toulouse : Privat.

Avanzini, G. (1979). Alfred Binet. In J. Chateau (Ed.), *La psychologie de l'enfant en langue française* (Chap. 4, pp. 79-96). Toulouse : Privat.

Avanzini, G. (1981). Edouard Seguin : Pédagogues contemporains et successeurs. *Société Alfred Binet et Théodore Simon*, n° 580, 62-72.

Avanzini, G. (1983). Ferdinand Buisson et la Société. *Société Alfred Binet & Théodore Simon*, n° 588, 224-230.

Avanzini, G. (1984). Alfred Binet et la pédagogie scientifique. *Meudon 84. Mensuel municipal d'information*, n° 124, 9.

Avanzini, G. (1997). La notion de " pédagogie scientifique " chez Alfred Binet. *Cahiers Binet-Simon*, n° 650, 7-14.

Avanzini, G. (1999). *Alfred Binet*. Paris : P.U.F.

Avanzini, G. (2000). L'école, terrain des psychologues. *Bulletin de psychologie*, *53* (5), n° 449, 609-611.

Binet, A. (1890). La perception des longueurs et des nombres chez les enfants. *Revue Philosophique de la France et de l'Étranger*, *30*, 68-81.

Binet, A., & Simon, Th. (1909). L'intelligence des imbéciles. *L'Année Psychologique*, *15*, 1-147.

Binet, A. (1911). *Les idées modernes sur les enfants*. Paris : Flammarion.

Binet, A., & Simon, Th. (1905). Méthodes nouvelles pour le diagnostic du niveau intellectuel des anormaux. *L'Année Psychologique, 11*, 191-244.

Binet, A., Simon, Th. (1908). Le Développement de l'intelligence chez les enfants. *L'Année Psychologique, 14*, 1-94. (Réédité sous forme d'ouvrage en édition *fac simile* avec le même titre à Paris chez L'Harmattan en 2004).

Binet, A., Th. Simon, & Vaney (1906). Le laboratoire de la Rue Grange-aux-belles : Travaux du laboratoire en 1905-06. Première année de sa création. *Bulletin de la Société Libre pour l'Étude psychologique de l'enfant, 34*, 10-24. Rééd. *Bull.*, 1961, n° 471, 187-202.

Clavière, J., & Philippe J. (1903). Évolution d'une perception d'enfant de 2 à 9 ans. *Bulletin de la Société Libre pour l'Étude psychologique de l'enfant,* n° 11, fev., 263-267.

Decroly, O. & Degand, J. (1906). Les tests de Binet et Simon pour la mesure de l'intelligence : contribution critique. *Archives de Psychologie*, *6*, n° 21, 27-130.

Guillaumin, J. (1965). *La dynamique de l'examen psychologique*. Paris P.U.F.

Piaget, J. (1975). L'intelligence selon Alfred Binet. *Société A. Binet & T Simon*, n° 544, III, 106-119.

Simon, Th. (1966). Avant propos. In A. Binet et Th. Simon, *La mesure du développement de l'intelligence chez les jeunes enfants*. Paris : Colin, Bourrelier.

Zazzo, R. (1966). Historique et méthodologie. In R. Zazzo, N. Gilly, & N. Verda-Rad, *Nouvelle échelle métrique de l'intelligence. Tests de développement mental pour enfants de 3 à 14 ans* (Tome 1, *Principe de construction et d'utilisation*, pp. 9-66). Paris : Armand Colin.

LE BINET-SIMON ET LES ORIGINES DE LA MESURE DE L'INTELLIGENCE

Serge NICOLAS[5]

La mesure physique de l'intelligence : Lavater, Gall et Galton

Au cours de la seconde moitié du XVIIIe siècle, dans de nouvelles sciences qui ont anticipé la psychologie actuelle, on a cherché l'intelligence dans les signes physiques. D'un côté, grâce à sa *physiognomonie*, Johann-Kaspar Lavater (1741-1801) pensait que l'homme intérieur coïncidait avec l'homme extérieur, et donc que les lignes et les contours du visage permettaient de révéler le caractère de l'homme (selon la *physiognomonie* plus l'angle facial est ouvert, plus le crâne et le cerveau sont développés, et donc plus l'intelligence est saillante). D'un autre côté, grâce à la *phrénologie*, Franz Joseph Gall (1758-1828)[6] et son élève J. C. Spurzheim (1776-1832) pensaient que la conformation de la surface interne du crâne était déterminée par la conformation extérieure du cerveau, et donc que les huit facultés supérieures localisées dans le cortex sur la moitié supérieure des lobes antérieurs (sagacité comparative ; esprit métaphysique et profondeur d'esprit ; esprit caustique ; talent poétique ; sentiment du juste et de l'injuste ; talent de l'imitation ; dévotion ; fermeté de caractère) devaient

---

[5] Professeur de psychologie expérimentale et d'histoire de la psychologie à l'Institut de Psychologie de Boulogne-Billancourt (Université René Descartes – Paris V). Laboratoire de psychologie expérimentale, UMR CNRS 8685, Université de Paris V.

[6] Cf. Gall, F. J. (2004-2006). *Sur les fonctions du cerveau* (6 volumes). Paris : L'Harmattan.

révéler l'intelligence de l'homme par le développement correspondant du crâne. Cette tradition a perduré tout au long du XIXe siècle, mais les choses ont commencé à changer avec l'avènement de la psychologie scientifique. La phrénologie eut une influence indéniable auprès d'un des plus fameux savants anglais du XIXe siècle : Francis Galton (1822-1911).

Cousin de Charles Darwin (1809-1882), enfant choyé et admiré par toute sa famille, Galton fut considéré très tôt comme un enfant prodige. Nombreux furent les phrénologues professionnels qu'il consulta et qui le confirmèrent dans sa supériorité intellectuelle. Mais lorsqu'il entreprend des études universitaires, ses résultats ne sont pas à la hauteur de ses espérances. En 1849, il consulte alors un phrénologue professionnel londonien de renom (Donovan) qui lui parle de ses capacités intellectuelles supérieures héritées de ses ancêtres et susceptibles de s'exprimer chez lui de façon plus efficace dans la vie quotidienne que dans le cadre universitaire classique. Ayant obtenu une explication plausible de ses performances académiques moyennes, il décide alors, aidé par l'héritage que lui cède son père, de devenir un grand explorateur du continent africain afin que ses capacités supérieures s'épanouissent enfin. En 1859, la lecture du livre "*Sur l'Origine des Espèces* " de son cousin Charles Darwin le bouleverse. Il décide alors immédiatement d'étendre les conséquences de la sélection naturelle au cas de l'homme et de la société. Deux idées liées entre elles vont germer dans l'imagination de Galton : 1° Comme les caractéristiques physiques, les capacités intellectuelles sont innées ; 2° Par conséquent, l'évolution intellectuelle humaine peut être accélérée par un programme spécial de sélection (il en tira très rapidement une nouvelle idéologie qu'il appela en 1883 l'eugénisme). Il pensait que les caractères psychologiques étaient héréditaires et que les capacités naturelles de certains individus étaient liées aux qualités innées du cerveau et du système nerveux. Ainsi, il développa au cours des années 1880, au sein de son laboratoire, des mesures anthropométriques dont celle qui consiste à mesurer la taille de la tête car, selon lui, il existe une corrélation entre la taille du cerveau et l'intelligence. Il reconnut cependant assez rapidement que la seule mesure de la taille du cerveau était un indicateur imparfait et il pensa que la taille du cerveau devait interagir avec l'efficacité globale du système nerveux pour produire l'intelligence. Une des mesures de l'efficacité neuronale semblait être le temps de réaction ; un thème de recherche développé à l'époque par un jeune psychologue américain intégré au sein du laboratoire de Wilhelm Wundt (1832-1920) à Leipzig : James McKeen Cattell.

Les tests mentaux de J. McK. Cattell (1890)

James McKeen Cattell (1860-1944) avait développé dans le cadre de sa thèse allemande en psychologie de fameuses expériences sur les temps de réaction (Cattell, 1885, 1886a, b, 1887 ; voir l'ouvrage sur la psychométrie sensorielle intitulé *Mesurer la vitesse de la pensée* à paraître chez L'Harmattan en 2005 qui propose une traduction française de ces textes). Cependant, dans ses recherches, il montrait encore peu d'intérêt à l'époque pour les différences interindividuelles. Lorsque Galton le contacte, il sent bien que ce dernier lui fournit un programme scientifique d'envergure : la mesure des différences interindividuelles à l'aide des procédures expérimentales développées à Leipzig. C'est dans ce contexte que Cattell décide de rejoindre Galton en Angleterre, ce dernier va l'aider à créer son propre laboratoire anthropométrique à Cambridge (1887-1888). Mais en janvier 1889, Cattell est embauché aux USA comme professeur de psychologie à l'Université de Pennsylvanie. Il y établit un nouveau laboratoire et commence à former des étudiants dans le but d'étendre le programme anthropométrique de Galton. C'est dans ce contexte qu'il fit paraître l'article intitulé "mental tests and measurements" (Cattell, 1890). « *La psychologie ne peut atteindre le caractère indiscutable et la rigueur des sciences physiques, à moins de reposer sur des fondements d'expérience et de mesure. Un pas en cette direction pourrait être fait en appliquant une série de tests mentaux à un grand nombre d'individus... Je me risque à suggérer les séries suivantes de tests et de mesures, accompagnés des méthodes pour les mettre au point*[7]*...* » Les dix tests suivants sont proposés par Cattell :

[7] « Mr Francis Galton, dans son laboratoire anthropométrique au musée de Kensington sud, utilise déjà certains de ces tests et j'espère que les séries proposées ici rencontreront son approbation. Il est commode de suivre Mr Galton en combinant des tests physiques comme le poids, la taille, la couleur des yeux etc., avec des évaluations psychophysiques et mentales, mais ce sont ces dernières qui font l'objet de la présente discussion. Le nom (ou les initiales) des personnes testées devrait être noté, ainsi que la nationalité (incluant celle des parents), l'âge, le sexe, l'activité et l'état de santé. »

I. *Pression dynamométrique*
II. *Vitesse du mouvement*
III. *Zones sensitives*
IV. *Pression douloureuse*
V. *Seuil différentiel de poids*
VI. *Temps de réaction auditif*
VII. *Temps de dénomination de couleurs*
VIII. *Bissection d'une ligne de 50 cm*
IX. *Jugement d'une durée de 10 secondes*
X. *Nombre de lettres mémorisées après une écoute*

On notera que les séries commencent par des évaluations plutôt physiques que mentales, et vont des mesures psychophysiques aux mesures plus purement mentales.

Le programme s'inscrivait nettement dans la perspective évolutionniste néo-darwiniste de Galton. En septembre 1894 le programme, élargi à d'autres épreuves (tests crâniométriques, de perceptions sonores, de mémorisation, etc.) par rapport à celui de 1890, fut développé avec l'aide de son collègue Farrand (cf., Cattell & Farrand, 1896) mais n'aboutit pas à des résultats tranchés. En décembre 1895, sous la présidence de Cattell, l'APA (*American Psychological Association*) nomma un comité destiné à étudier la faisabilité de la coopération de divers laboratoires de psychologie pour la mise au point de diverses épreuves physiques et mentales. Le comité présenta un rapport préliminaire en décembre 1897 (cf., Baldwin, Cattell, & Jastrow, 1898). Jastrow souligna que le test devait inclure des épreuves physiques et mentales destinées à mesurer : a) les capacités sensorielles, b) les capacités motrices et éventuellement c) les processus mentaux plus complexes. Après discussion, cette dernière catégorie fut écartée malgré l'insistance de James Mark Baldwin (1861-1934) qui voulait faire une plus large place en particulier aux épreuves de mémoire. Les critiques de Baldwin furent les premières mais pas les dernières au sein de la communauté scientifique américaine (cf. Sharp, 1899). Au cours des années 1890, Cattell fut cependant le seul à réellement poursuivre son programme de tests anthropométriques. Son élève, Clark Wissler (1870-1947), qui avait appris la technique des corrélations inventée par Galton, l'appliqua aux nouvelles données recueillies dans le cadre du programme recherche. Mais l'analyse de ces données ne montra aucune corrélation entre les résultats aux divers tests, ni aucune corrélation entre les performances et le niveau universitaire. Cet échec sonna le glas du programme anthropométrique américain à une époque où Cattell abandonnait la recherche psychologique en s'engageant de plus en plus dans une activité d'édition.

L'élaboration du premier test d'intelligence par Binet et Simon

La psychologie individuelle (1896-1904)

Dans le second tome de *L'Année Psychologique* (1896), Binet et Henri dressent le programme d'une psychologie individuelle, commencée quelques années plus tôt (il avait interrogé de nombreux sujets : écrivains, calculateurs prodiges, joueurs d'échecs, enfants et adultes, peintres, auteurs dramatiques, etc.) ayant pour tâche l'étude des fonctions mentales suivantes : mémoire, imagination, attention, compréhension, suggestibilité, sentiment esthétique, sentiments moraux, force musculaire et force de volonté, habileté et coup d'œil. Binet & Henri (1896) avait déjà souligné les causes de l'échec des tentatives américaines. "*Dans la plupart des cas, sauf les anomalies maladives, les différences individuelles pour les sensations sont très faibles et insignifiantes par rapport aux différences des facultés supérieures ; c'était à prévoir, mais il est curieux que beaucoup d'auteurs semblent l'ignorer ou l'oublient complètement ; ils tirent en effet des études sur les différences individuelles pour les sensations des conclusions trop générales (...) Ce ne sont pas les sensations, ce sont les facultés psychiques supérieures qu'il faut étudier ; ce sont celles-ci qui jouent le rôle le plus important et la psychologie individuelle devrait porter bien plus son attention sur ces dernières" (p. 416) (...) "Voyons donc de plus près quels ont été les* mental tests *proposés par les différents auteurs. Nous nous arrêterons plus spécialement sur cinq essais de ce genre, ce sont les plus importants et les plus complets qui ont été faits jusqu'ici, les autres sont trop partiels et ne poursuivent pas de but aussi général que les cinq en question. C'est d'abord la liste proposée par Cattell, Mental Tests and Measurements, Mind, 1890, p. 373-381, puis celle de Münsterberg, Zur Individual Psychologie, Centralbl. f. Nervenheilk. u. Psychia., 1891, p. 196, puis celle de Jastrow qui a été pratiquée par lui à l'exposition de Chicago de 1893 et dont on trouve une analyse dans* L'Année psychologique, *1894, p.*

522 ; la quatrième appartient à Kraepelin, Der psychologische Versuch in der Psychiatrie (Psychologische Arbeiten, vol. I, p. 1-92, 1895) ; enfin la dernière est de Gilbert, Researches on the Mental and Physical Development of School-children (Stu. Yale Laboratory, II). (pp. 426-427) (...) On voit combien les essais de tests proposés jusqu'ici sont incomplets et sont même impraticables " (p. 433). C'est à l'étude des processus supérieurs que Binet va désormais s'attacher : mémoire, imagerie mentale, imagination, attention, compréhension, suggestibilité, sentiment esthétique, sentiments moraux, force musculaire et force de volonté, habileté et coup d'œil. Entre 1896 et 1900, Binet va d'abord réaliser une série de travaux avec ses collaborateurs le franco-russe V. Henri (1872-1940) (cf. Binet et Henri, 1898/2004)[8] et le roumain N. Vaschide (1874-1907). Si Binet considère qu'une épreuve d'intelligence doit inclure des tests destinés à mesurer les facultés supérieures, il cherche d'abord les signes de l'intelligence dans l'organisme physique. Tout un ensemble de travaux de nature psychophysiologique, publiés surtout dans les différents volumes de *L'Année psychologique* en collaboration avec Vaschide et destinés à établir l'assise anatomique et physiologique de la psychologie individuelle de l'intelligence, portent sur la force et la vitesse musculaires, sur la circulation et sur la respiration. Le moment culminant de la collaboration entre Nicolas Vaschide et Alfred Binet se situe pendant l'année 1897-1898 comme en témoignent les dix-huit études publiées dans *L'Année Psychologique* (1898) qui donnent pour conclusion qu'il n'y a aucune relation significative entre le développement physique et le développement intellectuel. Pourtant jusqu'à la fin de sa vie Binet cherchera les signes physiques de l'intelligence chez les enfants comme en témoigne un article publié en 1910 où il écrit : « *Juger l'intelligence d'un enfant par des moyens autres que l'appréciation directe de ses manifestations intellectuelles peut paraître bien imprudent, nous n'en disconvenons pas ; et cependant nous croyons nécessaire de rechercher ce qu'il y a d'utile dans les signes physiques de l'intelligence qui nous sont fournis par l'examen de la tête, de la physionomie, des mains, etc. Nous avons deux raisons pour faire cette étude : la première est que l'appréciation d'une intelligence est une affaire si compliquée qu'on n'a le droit de refuser aucun procédé pouvant y servir ; le second, c'est que, si on néglige de parler de ces moyens indirects, on n'empêchera*

[8] Cf. Binet, A., & Henri, V. (2004). *La fatigue intellectuelle (1898).* Paris : L'Harmattan (coll. *Encyclopédie psychologique*).

pas les parents et surtout les maîtres de les employer et d'y croire, et s'ils les emploient sans esprit critique, sans être avertis des erreurs auxquelles ils s'exposent, cela pourrait être grave ... » (p. 1). Parmi ces signes physiques auxquels on a de tout temps cherché à trouver une interprétation, les principaux sont le volume de la tête, l'expression de la physionomie et les stigmates de dégénérescence. Binet terminera son étude en insistant sur le caractère essentiellement relatif et la valeur accessoire de ces signes. « *Si mal formé que soit un enfant, on doit toujours hésiter à juger de son intelligence par les formes extérieures de sa tête, de ses dents, de ses yeux, de ses oreilles, etc. Il faut hésiter, parce que non seulement cette méthode n'est pas absolument certaine, mais encore elle serait profondément injuste ; l'intelligence de chacun ne doit être jugée que par ses manifestations intellectuelles* » (p. 17).

À partir de 1900, Binet s'était s'engagé résolument dans des recherches sur les processus supérieurs comme le montre son ouvrage sur « *La suggestibilité* » (1900/2004)[9] et surtout celui sur « *L'étude expérimentale de l'intelligence* » (1903/2004)[10] où il étudie le développement intellectuel de ses deux filles (Madeleine et Alice connues dans ce livre respectivement sous les pseudonymes de Marguerite et Armande). À cette époque, la préoccupation qui est au premier plan dans les observations de Binet n'est pas de définir les degrés du développement mental mais de fonder une psychologie des différences individuelles. Madeleine, dit-il, est d'un caractère froid et concentré, capable d'une attention soutenue. Alice est distraite, d'un caractère ouvert et exubérant. Et ces différences qui concernent les modes d'idéation, d'imagerie mentale aussi bien que le caractère sont largement indépendantes de l'âge nous dit Binet. Binet est, dans ce livre comme dans toutes ses œuvres, un psychologue de l'individualité, un psychologue des différences qualitatives, ce qui n'est pas un mince paradoxe pour l'inventeur de l'échelle métrique. Cependant, Binet expose avec minutie les épreuves expérimentales, les tests auxquels il a soumis ses filles et une bonne vingtaine d'enfants et d'adultes, épreuves reprises en bonne partie quelques années plus tard dans son échelle métrique. Le rôle de déclencheur sera joué par la demande sociale créée par la scolarisation des enfants arriérés. Une commission

[9] Cf. Binet, A. (2004). *La suggestibilité (1900)*. Paris : L'Harmattan (coll. *Encyclopédie psychologique*).

[10] Cf. Binet, A. (2004). *L'étude expérimentale de l'intelligence (1903)*. Paris : L'Harmattan (coll. *Encyclopédie psychologique*).

ministérielle sur la question les enfants anormaux, dont fit partie Binet, fut nommée en octobre 1904. Elle était chargée d'étudier les mesures à prendre pour assurer les bénéfices de l'instruction aux enfants anormaux et décida que chaque enfant devait subir un examen psychologique et médical afin de déterminer s'il devait être admis dans une école spéciale. C'est dans ce contexte que Binet et que son collaborateur pour cette période Théodore Simon (1873-1961) se chargèrent de mettre au point un test destiné à établir un diagnostic scientifique des états inférieurs de l'intelligence. C'est par le détour du diagnostic de la débilité mentale que la question de la mesure de l'intelligence va être formulée et résolue. C'est pour dépister les enfants arriérés, pour distinguer avec le minimum d'erreur entre les retards dus à un déficit d'intelligence et les retards dus aux conditions défavorables du milieu et de la scolarité que Binet a construit son test. Il fallait donc que Binet définisse d'une part la débilité et d'autre part l'intelligence. La débilité sera définie par un retard de développement mental. Les enfants normaux et débiles seront toisés par une même échelle dont ils gravissent les mêmes degrés à des vitesses différentes. Ainsi l'intelligence sera définie par sa genèse chez l'enfant, et ses degrés sont les âges successifs du développement mental. L'enfant débile sera assimilé à un enfant plus jeune dont le développement psychologique s'arrêtera en route. Un niveau d'arriération est alors assimilé à un âge de développement normal. Si l'élaboration définitive de l'échelle prendra quelques années (1905-1911), Binet va bénéficier des travaux de ses devanciers : en particulier ceux des psychiatres et aliénistes Blin et Damaye.

Les travaux de Blin (1902) et Damaye (1903)

Le docteur Blin imagina et expérimenta, avec le concours de son élève Henri Damaye, une méthode diagnostique empruntée à la psychologie expérimentale. En août 1902, Blin, alors médecin en chef des Asiles de la Seine, a publié, dans la *Revue de Psychiatrie* dirigée par E. Toulouse (1865-1947) et à laquelle collaborait Henri Piéron (1881-1964), un article sur les débilités mentales dont l'objectif était de montrer l'utilité d'une classification précise et uniforme des divers états d'arriération intellectuelle. C'est dans cet article que Blin nous révèle une méthode qu'il vient de mettre au point : « *Dans le but d'essayer de serrer de plus près la question du diagnostic des débilités mentales, j'ai commencé depuis un certain temps déjà une série de recherches ; et les résultats que j'ai pu obtenir, s'ils ne permettent pas encore d'ériger la méthode d'examen employée en procédé certain et définitif, sont cependant tels que je me crois autorisé à indiquer comment d'une façon générale, j'ai procédé dans mes essais* » (p. 343). Cette méthode est un questionnaire dont il ne donne que les grandes lignes et qui « *n'est pas encore absolument au point* » (p. 345). Elle va être affinée par son jeune collaborateur H. Damaye qui en fit sa thèse de doctorat en médecine en 1903.

La première partie de la thèse de Damaye consiste en un historique sur les classifications des maladies mentales qui aboutit à choisir la suivante : idiotie complète, idiotie profonde, imbécillité, débilité mentale, dégénérescence. La seconde partie de la thèse consiste en un exposé de la méthode médico-psychologique pour le diagnostic différentiel. Déjà indiqué par Blin, le procédé d'exploration intellectuelle consistait à poser à l'enfant une série de questions élémentaires, ordonnées selon leur difficulté croissante, portant sur des notions de la vie courante et groupées en 20 chapitres (habitus extérieur, langage, nom, parents, notions sur l'âge, connaissance du corps, mouvements, notions sur les objets, sensations internes, notion de temps, notion de lieu, notion de patrie, service militaire, lecture, écriture, calcul, dessin, métier, religion, attention et compréhension). Une note, variable entre 0 et 5 selon l'exactitude des réponses, était attribuée pour chacun des vingt chapitres. L'enfant normal doit donc obtenir 20 x 5 = 100 points. Si un total inférieur à 100 est obtenu, le sujet est certainement un arriéré et ce même total le classe alors dans l'une des catégories connues : idiotie complète (existence purement végétative), idiotie profonde (notions rares et rudimentaires), l'imbécillité (intelligence un peu plus développée mais encore précaire : l'initiative fait défaut et l'instruction ne peut être poussée bien loin ; l'imbécile arrive avec peine à apprendre la lecture, l'écriture et l'addition), la débilité mentale (susceptible d'acquérir des notions nouvelles et donc de s'instruire). La débilité mentale correspond à un coefficient variant entre 60 et 90 points, l'imbécillité correspond à un coefficient variant entre 30 et 50 points, l'idiotie correspond à un coefficient inférieur à 20 points. Entre 50 et 60, comme entre 20 et 30, on trouve des cas douteux et intermédiaires entre les types caractéristiques. Bien sûr, dans l'évaluation, il y avait lieu de tenir compte de l'âge, ainsi que du milieu intellectuel. Au final les totaux obtenus cadraient très bien avec l'observation clinique.

Les cent premiers examens réalisés (l'analyse finale fut réalisée sur 250 enfants de la Colonie de Vaucluse) par Damaye furent soumis à Alfred Binet qui donna des conseils pour améliorer le test (cf. Damaye, pp. 72-74, p. 108). Mais ce test sera critiqué assez sévèrement par Piéron (1904) et par Binet et Simon (1905b, pp. 182-190)[11]. Pour Piéron, il y a une trop large part aux connaissances acquises et à des notions trop variables suivant les milieux (religion, patrie). Pour Binet (cf. cité par Damaye, 1903, p. 108) il fallait préciser les résultats de la méthode en expérimentant en même temps sur des enfants normaux pour avoir des points de comparaison. À ce propos Damaye souligne que des enfants intellectuellement normaux réussissent parfaitement cette épreuve (p. 110). Damaye était conscient des problèmes, il écrit par exemple (p. 106) : « *l'idéal serait, sans doute, d'avoir sur chacun des vingt chapitres, quatre questions dont la réponse exacte à chacune comporterait un point. Mais ici, la difficulté est extrême. Comment trouver des questions assez typiques et assez complètes, pour pouvoir, en si petit nombre, schématiser cette foule d'idées renfermées dans chacun de nos paragraphes* » (p. 106). Damaye sera cependant assez prudent en testant la fidélité de son épreuve. La proposition centrale qui va être ajoutée par Binet est à quel âge de l'enfance normale correspond le niveau intellectuel d'un arriéré ; nous allons parler de tout cela dans la suite.

Première ébauche de l'échelle métrique de l'intelligence (1904-1905)

La première version de ce test fut donnée dès 1905 dans *L'Année Psychologique* (Binet et Simon, 1905c)[12] et la méthode présentée pour la première fois au cinquième Congrès international de Rome le 28 avril de la même année sous le titre " *Méthodes nouvelles pour diagnostiquer l'idiotie, l'imbécillité et la débilité mentale* " (Binet et Simon, 1905a). Mais c'est dans *L'Année Psychologique* que l'on trouve la série des trois

---

[11] Cf. Binet, A., & Simon, Th. (2004). *L'élaboration du premier test d'intelligence* (1905) (Œuvres choisies II). Paris : L'Harmattan (coll. *Encyclopédie psychologique*).
[12] *Ibid.*

articles[13], d'ailleurs indissociables, *sur les méthodes nouvelles pour faire le diagnostic différentiel de l'intelligence* (p. iii).

Dans le premier article intitulé *Sur la nécessité d'établir un diagnostic scientifique des états inférieurs de l'intelligence*, Binet et Simon (1905b) rappellent qu'il y a environ six mois (octobre 1904), qu'une commission a été chargée d'étudier les mesures à prendre pour assurer les bénéfices de l'instruction aux enfants anormaux (p. 163). C'est alors qu'ils posent le problème de l'imprécision des définitions données aux états inférieurs de l'intelligence par les psychiatres aliénistes. Cette imprécision est la conséquence du défaut de nomenclature unique et l'insuffisance des méthodes d'examen (p. 167). Mais comme le souligneront dans leur historique Binet et Simon (1905b), « *ce qui fait défaut, c'est une base précise de diagnostic différentiel* » (p. 168) et que « *la classification clinique (est) à faire par la psychologie*[14] » (p. 176) « *car aucun aliéniste ne dira avec précision de combien d'années un arriéré est en retard sur un normal de même âge* » (p. 178). À la fin de leur article, Binet et Simon rappellent les travaux récents de Blin et Damaye qui ont fourni « *le premier effort pour appliquer une méthode scientifique au diagnostic des débilités mentales* » (p. 183). Ce qui apparaît le plus critiquable dans leurs travaux, aux yeux de Binet et Simon, c'est le procédé employé pour coter les réponses. La cote va de 0 à 5 que l'interrogateur donne subjectivement. Cet arbitraire se retrouve aussi selon Binet et Simon dans la construction des épreuves et leur prétendu niveau de difficulté. La méthode de Blin n'est selon eux qu'un examen scolaire, « *par conséquent, il n'y a pas lieu de s'étonner si nous ne trouvons pas dans cet ensemble de questions une idée sur la gradation des intelligences* » (p. 190). La critique est sévère et, à notre avis, non

---

[13] Ces trois articles ont été reproduits en édition *fac simile* in Binet, A., & Simon, Th. (2004). *L'élaboration du premier test d'intelligence* (1905) (Œuvres choisies II). Paris : L'Harmattan (coll. *Encyclopédie psychologique*).

[14] Le premier qui ait proposé une classification psychologique fut Paul Sollier (1861-1933) dans son ouvrage « *Psychologie de l'idiot et de l'imbécile* » (1891) en s'appuyant sur l'état de l'attention mais l'auteur ne fournit pas une technique capable de mesurer les degrés d'attention afin d'en saisir les variations quantitatives. Le dernier essai avant celui de Binet fut réalisé par E. Blin (1902) et son élève H. Damaye (1903). Il s'agit du premier effort d'application d'une méthode scientifique au diagnostic des débilités mentales. Cette méthode consistait dans un interrogatoire réglé d'avance sur dix-huit thèmes différents (ex. connaissances générales, dénomination d'objets, sensations internes, lecture, écriture, calcul, dessin, etc.). Mais comme le notent Binet et Simon (1905b) il s'agit là d'un examen trop scolaire où l'on ne trouve pas dans cet ensemble de questions une idée sur la gradation des intelligences.

justifiée. Celle qui est justifiée est celle par contre du calcul du retard d'un enfant anormal sur les enfants normaux du même âge. C'est cet aspect qui va être pris en compte par Binet et Simon dans l'article suivant.

C'est dans l'article publié dans *L'Année Psychologique* (Binet et Simon, 1905c) intitulé « *Méthodes nouvelles pour le diagnostic du niveau intellectuel des anormaux* » que l'on trouve la présentation des différentes épreuves (tests) censées mesurer l'intelligence humaine : *l'échelle métrique d'intelligence* (p. 194). Binet et Simon se bornent ici à fournir un instrument susceptible de fixer le niveau intellectuel des enfants arriérés en le comparant à celui d'enfants normaux de même âge, ou de niveau analogue[15]. Ils rappellent ici que pour effectuer un diagnostic de niveau intellectuel il faut organiser diverses méthodes. « *Nous sommes d'avis qu'on doit employer trois méthodes différentes pour reconnaître les états inférieurs de l'intelligence. Nous ne sommes arrivés que lentement à cette vue synthétique, après plusieurs années de recherches ; et nous avons maintenant la certitude que chacune de ces méthodes rend quelques services. Ces méthodes sont : 1°* La méthode médicale, *qui a pour but d'apprécier les signes anatomiques, physiologiques et pathologiques de l'infériorité intellectuelle ; 2°* La méthode pédagogique, *qui a pour but de juger de l'intelligence d'après la somme des connaissances acquises ; 3°* La méthode psychologique, *qui fait des observations directes et des mesures sur le degré de l'intelligence. (...) La méthode médicale est indirecte, car elle conjecture par le physique, le mental ; la méthode pédagogique est plus directe, la méthode psychologique est la plus directe de toutes, car elle vise l'état intellectuel, tel qu'il est dans le moment présent, par des expériences qui obligent le sujet à faire un effort qui montre ce dont il est capable comme compréhension, jugement, raisonnement et invention* » (p. 194). La méthode médicale, qui n'est applicable que dans un nombre restreint de cas, ne révèle que des signes possibles d'arriération. La méthode pédagogique, qui est très fréquemment applicable ne révèle que des signes probables d'arriération. Seule la méthode psychologique, qui est presque constamment applicable, peut révéler des signes à peu près certains d'arriération (Binet et Simon, 1905c, p. 244).

---

[15] Binet et Simon (1905c, p. 193) soulignent ici : « *Les réserves que nous avons faites plus haut sur la vérité de la conception d'un arrêt de développement ne nous empêcheront pas de trouver de grands avantages à faire une comparaison méthodique entre l'inférieur de l'intelligence et le normal* ».

Voici la liste des différentes épreuves, classées par ordre croissant de difficulté, mises au point par Binet et Simon. Parmi les épreuves de base on trouve des tests sur le regard ; la préhension provoquée par une excitation tactile ; la préhension provoquée par une perception visuelle ; la connaissance de l'aliment ; la recherche de l'aliment compliquée par une difficulté mécanique ; l'exécution d'ordres simples et imitation de gestes simples. La frontière entre l'idiotie et l'imbécillité est marquée par l'apparition des premières épreuves verbales : connaissance verbale des objets ; connaissance verbale des images ; nomination des objets désignés ; comparaison de deux lignes, de longueur différente ; répétition de trois chiffres. La frontière entre l'imbécillité et la débilité semble marquée par les premières épreuves de jugement : comparaison de deux poids ; suggestibilité ; définitions verbales d'objets connus ; répétition de phrases composées de 15 mots ; différence entre plusieurs objets de souvenir ; exercices de mémoire sur des images ; dessins de mémoire ; répétition immédiate de chiffres ; ressemblance entre plusieurs objets de souvenir ; comparaison de longueurs ; mise en ordre de cinq poids ; lacunes de poids ; exercice sur les rimes ; lacunes verbales à remplir ; synthèse de trois mots dans une même phrase. La frontière entre la débilité et la normalité est marquée par les possibilités d'abstraction et de travail dans l'espace mental : réponse à une question abstraite ; inversion des aiguilles d'une montre ; découpage d'une feuille pliée en quatre ; définition de termes abstraits.

L'idée fondamentale de cette méthode psychologique est l'établissement d'une échelle métrique de l'intelligence. La nouveauté réside dans la tentative de standardisation que l'on ne retrouvait pas alors en psychiatrie dans les premiers tests (cf. Bondy, 1974). Cette échelle était composée d'une série d'épreuves, de difficulté croissante, partant d'une part du niveau intellectuel le plus bas qu'on puisse observer, et aboutissant d'autre part au niveau de l'intelligence moyenne et normale ; à chaque épreuve correspondait un niveau mental différent. Cette échelle permettait, non pas à proprement parler de mesurer l'intelligence – car selon Binet les qualités intellectuelles ne se mesurent pas comme des longueurs, elles ne sont pas superposables, – mais aboutira à un classement[16], une hiérarchie entre des intelligences. Ainsi entre l'enfant et

[16] Cette distinction faite en 1905 par Binet et Simon dans les premières lignes consacrées à la définition de leur échelle métrique (p. 194) avait déjà été commentée en 1900 par Binet

l'adulte, et pour la même raison entre deux enfants d'âge et de niveau mental différents, la différence n'est pas d'ordre quantitatif mais qualitatif, « *même si pour les besoins de la pratique ce classement (qualitatif, hiérarchique) équivaut à une mesure* » (Binet et Simon, 1905c, p. 195). Binet et Simon ont voulu que tous leurs tests soient simples, rapides, commodes, précis et hétérogènes. C'est l'intelligence naturelle seule qu'ils vont chercher à mesurer, en faisant abstraction autant que possible du degré d'instruction dont jouit le sujet (les épreuves proposées feront abstraction des connaissances acquises à l'école). Cette intelligence, ils vont la trouver dans la faculté supérieure de jugement. Car dans l'intelligence il y a une faculté fondamentale, dont le défaut ou l'altération importe le plus pour la vie pratique, c'est le jugement, ou autrement dit le bon sens, le sens pratique, l'initiative, la faculté de s'adapter. « *Bien juger, bien comprendre, bien raisonner, ce sont les ressorts essentiels de l'intelligence* » (Binet et Simon, 1905c, p. 197). Sous le couvert de tout un ensemble de tests différents (ex. mémoire), c'est le jugement qui va être surtout testé lorsque cela sera possible (compte tenu de l'âge des enfants). Cette échelle ne fut point une œuvre *a priori* ; elle résulte de longs tâtonnements qui ont été faits d'abord à l'école de la Salpêtrière, et ensuite dans les écoles primaires de Paris, sur des enfants normaux et anormaux.

L'article précédent contenait un exposé strictement théorique des méthodes de diagnostic, dans l'article suivant intitulé « *Application des méthodes nouvelles au diagnostic du niveau intellectuel chez des enfants normaux et anormaux d'hospice et d'école primaire* » (Binet et Simon, 1905d), l'échelle est validée sur différents types de populations. Du fait qu'ils travaillent sur des sujets d'âges différents, des enfants et quelques adultes, Binet et Simon sont évidemment fort embarrassés pour procéder à une validation véritable de l'échelle. L'étalonnage, en effet, est déjà amorcé dans des écoles maternelles et dans des écoles primaires. Pour aller vite Binet se limite à 10 enfants d'école maternelle et à 10 enfants d'école primaire pour chaque groupe d'âge : 3, 5, 7, et 11 ans. Pour être sûr de la normalité des enfants il n'examine que ceux qui sont dans la classe de leur âge, donc ni en retard ni en avance. Pour obtenir des résultats typiques du développement de chaque âge il examine les enfants à leur anniversaire, ceux, dit-il, qui ont « un nombre rond d'années ».

dans son ouvrage sur *La Suggestibilité* (p. 103). Elle est reprise par Binet en 1909 dans *Les Idées Modernes* (1909, p. 135).

Procédant ainsi, Binet aboutit en effet non pas à un véritable étalonnage mais à des portraits typiques, dessinés au moyen des épreuves les plus significatives. Par exemple : « *L'enfant de trois ans, quoique peu attentif et facilement suggestible, nomme ou reconnaît, d'après le nom, la plupart des choses figurant dans notre série d'objets et d'images. À trois ans, l'enfant a donc la faculté de nommer les objets* » (p. 250). Et à cinq ans : « *L'enfant normal répète trois chiffres, compare deux lignes, après leçon il compare deux poids, il peut également définir un objet usuel* » (p. 252). La ligne frontière qui sépare les enfants de 7 ans à ceux de 5 ans est fournie par l'épreuve de comparaison raisonnée (épreuve 16) (cf., Binet et Simon, 1905d, p. 253). Après avoir ainsi délimité par le biais des tests les enfants de 5 ans et de 7 ans, c'est-à-dire la maternelle et l'école primaire, Binet et Simon (1905d, p. 257) vont exposer des épreuves qui délimitent les âges suivants, à partir de sept ans, et permettent par conséquent de distinguer entre eux les enfants qui fréquentent l'école primaire. Les épreuves auxquelles ils ont eu recours se distribuent en trois catégories distinctes : 1° les épreuves mnésiques (épreuves 15, 17, 19) ; 2° les épreuves d'intelligence verbale (épreuves 24, 25, 26, 27, 30) ; 3° les épreuves d'intelligence sensorielle (épreuves 21, 22, 23, 29). Mais rien de définitif n'apparaît ici. Ce n'est pas à proprement parler un étalonnage. Mais ce sont des repères de normalité, ce sont des jalons sur la bonne route. Comment tenir compte à la fois du niveau mental et de l'âge ? Cette transformation est déjà sous-jacente ; Binet a amorcé l'étalonnage de son échelle avec des enfants des écoles.

C'est en février et mars 1905 que l'échelle est utilisée sur des enfants arriérés profonds, dans le service du docteur Voisin, à la Salpêtrière. D'après leurs études, Binet et Simon établissent une nouvelle classification de l'idiotie et de l'imbécillité dont voici les termes. L'idiotie est l'incapacité de nommer ou de reconnaître quand ils sont nommés des objets familiers, les parties de son corps ou des objets figurés dans une image (aptitude de l'enfant normal âgé de 0 à 2 ans environ). Chez l'*idiot végétatif* on ne trouve aucune trace de vie de relation. L'*idiot avec regard volontaire* suit des yeux un objet mobile (allumette en feu). L'*idiot avec préhension* prend un objet qui touche sa main ou après l'avoir vu. L'*idiot avec connaissance des aliments* fait la distinction entre ce qui est et ce qui n'est pas un aliment. L'*idiot avec imitation de gestes simples* comprend le geste, la mimique, imite et obéit. L'imbécillité est la capacité de nomination verbale et l'incapacité de trouver la différence de deux objets connus (aptitude de l'enfant normal de 2 à 5 ans environ). L'*imbécile avec faculté de dénomination* nomme et reconnaît les principales parties de son corps, les objets familiers, les images. L'*imbécile avec faculté de comparaison* compare deux poids de 3 et 15 grammes ou deux lignes de 5 et 8 centimètres. L'*imbécile avec faculté de répétition* répète une phrase facile de 15 mots. « *En terminant avec ces enfants du service du Dr Voisin, nous remarquerons qu'il est presque toujours possible de les homologuer avec des enfants normaux beaucoup plus jeunes. Nous avons même été bien souvent frappés des ressemblances qui existent et qu'on peut provoquer dans les réactions de normaux et d'anormaux d'âge différent. (...) Ces ressemblances sont si nombreuses, si curieuses, que vraiment, à lire la description des réactions d'un enfant dont l'âge ne serait pas donné, on ne pourrait pas dire s'il est normal ou anormal.* » (p. 320-321) L'étude de la débilité sera faite par Binet et Simon (1905d) à l'école primaire. Mais ils ne présentent que trois petites biographies psychologiques qui montrent que ce qui manque le plus aux débiles, c'est l'intelligence abstraite. « *Dans un examen rapide, on pourrait se contenter de leur adresser 7 ou 8 de ces questions abstraites ; ils seraient tout de suite classés* » (p. 336). Le plan futur de l'échelle avec sa structure en niveaux d'âge est déjà très clairement énoncé : « *Lorsque nos sériations (...) seront plus complètes, lorsque au lieu de rouler sur 10 ou 15 sujets seulement elles rouleront sur 100, nous procéderons en comparant le prétendu anormal au normal moyen de chaque âge et nous verrons ainsi avec quel âge moyen il coïncide pour chaque genre d'épreuve. Cette méthode est certainement la meilleure et la plus sûre, car la valeur moyenne représente la valeur la plus fixe, la valeur idéale. Malheureusement, nos documents sont encore peu nombreux, et nous ne possédons pas de moyennes pour chaque âge.* » (p. 326). Les derniers mots nous font croire, ainsi que d'autres passages du même article, que Binet n'est pas encore parvenu à la conception d'une échelle globale, qu'il est encore à la recherche d'items caractéristiques d'un âge, mais l'essentiel est dit : le principe de *coïncidence*, sinon d'assimilation, entre le débile et l'enfant normal en fonction de l'âge.

En terminant leur étude Binet et Simon (1905d, p. 336) déclarent : « *Nous avons voulu simplement montrer qu'il est possible de constater d'une manière précise, vraiment scientifique, le niveau mental d'une intelligence, de comparer ce niveau au niveau normal, et d'en conclure par conséquent de combien d'années un enfant est arriéré.*

Malgré les erreurs inévitables d'un premier travail, qui est tout de tâtonnement, nous croyons avoir fait notre démonstration ». Il s'agissait bien ici d'une première ébauche qui sera complétée par des recherches ultérieures aboutissant à la mise en place d'un véritable test d'intelligence. En octobre 1905, Binet crée le laboratoire-école de la rue Grange-aux-belles à Paris qui va lui fournir l'infrastructure nécessaire pour développer ses idées (Binet, Simon et Vaney, 1906).

Conclusion

Si l'histoire de la psychométrie mentale a montré la supériorité de l'approche de Binet sur celle de Galton (et Cattell) selon laquelle l'intelligence devrait être abordée par l'étude des fonctions supérieures, il reste que l'élaboration définitive du test d'intelligence prendra quelques années. L'Échelle sera rapidement étudiée par O. Decroly & J. Degand (1906) avant d'être adoptée par les Américains dans sa version de 1908.

C'est en 1908 que le but sera effectivement atteint[17] : L'Échelle de 1905 était peu précise et ne comportait aucune indication d'âge, la nouvelle Échelle a été mieux étalonnée. En 1905, Binet et Simon le disent explicitement, il ne s'agit pas de construire un instrument qui permette de faire une hiérarchie parmi les enfants normaux (p. 233) mais d'établir un diagnostic rapide d'arriération, ce qu'avaient fait par ailleurs antérieurement Blin (1902) et Damaye (1903). Progressivement, Binet s'est éloigné des références de l'asile psychiatrique pour adapter son Échelle aux enfants des écoles. Dans l'article de 1908, Binet et Simon rappellent le programme à suivre : « *Tout d'abord nous devrons chercher à connaître la loi du développement intellectuel des enfants, et à imaginer une méthode permettant de doser leur intelligence ; en second lieu, nous étudierons la diversité de leurs aptitudes intellectuelles* » (p. 2). À la liste approximative d'épreuves sans âge s'est substituée une gradation précise d'âge en âge, de 3 à 13 ans (le temps ayant manqué pour établir des tests correspondants à des âges plus jeunes que 3 ans). L'instrument grossier de dépistage est devenu un test qui permet de faire une hiérarchie parmi les enfants normaux.

[17] Cf. Binet, A., & Simon, Th. (2004). *Le développement de l'intelligence chez l'enfant* (1908) (Œuvres choisies III). Paris : L'Harmattan (coll. *Encyclopédie psychologique*). Il s'agit de l'édition en *fac simile* de l'article de Binet publié sous le même titre dans *L'Année Psychologique*, 1908, 14, 1-94.

On ne trouve rien d'essentiellement nouveau dans l'Échelle de 1911, qui deviendra, avec la mort de Binet, la version définitive du test d'intelligence, le test classique de Binet-Simon. L'article de 1911 est signé du seul nom de Binet. Simon n'a certainement pas participé à la rédaction de cet article (cf. cependant Binet et Simon, 1911). Binet souligne qu'il a voulu reprendre et perfectionner l'Échelle de 1908.

Bibliographie

Baldwin, J.M., Cattell, J. McK., & Jastrow, J. (1898). Physical and mental tests. *Psychological Review, 5*, 172-179.

Binet, A., & Henri, V. (1896). La psychologie individuelle. *L'Année Psychologique, 2*, 411-465.

Binet, A., & Henri, V. (1898/2004). *La fatigue intellectuelle*. Paris : Schleicher. Réédition en *fac simile* à Paris chez L'Harmattan dans la collection *Encyclopédie psychologique* en 2004.

Binet, A. (1900/2004). *La suggestibilité*. Paris : Schleicher. Réédition en *fac simile* à Paris chez L'Harmattan dans la collection *Encyclopédie psychologique* en 2004.

Binet, A. (1903/2004). *L'étude expérimentale de l'intelligence*. Paris : Schleicher. Réédition en *fac simile* à Paris chez L'Harmattan dans la collection *Encyclopédie psychologique* en 2004.

Binet, A. (1905). *L'âme et le corps*. Paris : Alcan. (en cours de réédition).

Binet, A., & Simon, Th. (1905a). Méthodes nouvelles pour diagnostiquer l'idiotie, l'imbécillité et la débilité mentale. *Congrès International de Psychologie* (Rome).

Binet, A., & Simon, Th. (1905b). Sur la nécessité d'établir un diagnostic scientifique des états inférieurs de l'intelligence. *L'Année Psychologique, 11*, 161-190. Article reproduit en édition *fac simile* in Binet, A., & Simon, Th. (2004). *L'élaboration du premier test d'intelligence* (1905) (Œuvres choisies II, pp. 161-190). Paris : L'Harmattan (coll. *Encyclopédie psychologique*).

Binet, A., & Simon, Th. (1905c). Méthodes nouvelles pour le diagnostic du niveau intellectuel des anormaux. *L'Année Psychologique, 11*, 191-244. Article reproduit en édition *fac simile* in Binet, A., & Simon, Th. (2004). *L'élaboration du premier test d'intelligence*

(1905) (Œuvres choisies II, pp. 191-244). Paris : L'Harmattan (coll. *Encyclopédie psychologique*).

Binet, A., & Simon, Th. (1905d). Application des méthodes nouvelles au diagnostic du niveau intellectuel chez des enfants normaux et anormaux d'hospice et d'école primaire. *L'Année Psychologique, 11*, 245-336. Article reproduit en édition *fac simile* in Binet, A., & Simon, Th. (2004). *L'élaboration du premier test d'intelligence* (1905) (Œuvres choisies II, pp. 245-336). Paris : L'Harmattan (coll. *Encyclopédie psychologique*).

Binet, A., Simon, Th., & Vaney (1906). Le laboratoire de la rue Grange-aux-belles. *Bulletin de la Société Libre pour l'Étude de l'enfant*, n° *34*, 10-24.

Binet, A., & Simon, Th. (1907). *Les enfants anormaux*. Paris : Colin. (en cours de réédition).

Binet, A., & Simon, Th. (1908). Le développement de l'intelligence chez les enfants. *L'Année Psychologique, 14,* 1-94.

Binet, A. (1909). *Les idées modernes sur les enfants*. Paris : Flammarion.

Binet, A. (1910). Les signes physiques de l'intelligence chez les enfants. *L'Année Psychologique, 16*, 1-30.

Binet, A. (1911). Nouvelles recherches sur la mesure du niveau intellectuel chez les enfants d'école. *L'Année Psychologique, 17*, 145-201.

Binet, A., & Simon, Th. (1911). La mesure du développement de l'intelligence chez les jeunes enfants. *Bulletin de la Société Libre pour l'Étude de l'Enfant, 11*, 187-256 (trad. américaine en 1912 par C.H. Town. *A method of measuring the development of the intelligence of young children*. The Courier Compagny, 83 pages)

Blin, E. (1902). Les débilités mentales. *Revue de Psychiatrie*, août, n° 8, 337-356.

Bondy, M. (1974). Psychiatric antecedents of psychological testing (before Binet). *Journal of the History of the Behavioral Sciences, 10*, 180-194.

Cattell, J. McK. (1885). Über die Zeit der Erkennung und Benennung von Schriftzeichen, Bildern und Farben (Sur le temps nécessaire pour reconnaître et nommer les lettres, les formes et les couleurs). *Philosophische Studien, 2*, 635-650.

Cattell, J. McK. (1886a). Über die Trägheit der Netzhaut und des Sehcentrums (Sur l'inertie de la rétine et du centre visuel). *Philosophische Studien*, *3*, 94-127.

Cattell, J. McK. (1886b). Psychometrische Untersuchungen (I & II) (Recherches psychométriques : I & II). *Philosophische Studien*, *3*, 305-336 ; 452-492.

Cattell, J. McK. (1887). Psychometrische Untersuchungen (III) (Recherches psychométriques : III). *Philosophische Studien*, *4*, 241-250.

Cattell, J. McK. (1890). Mental tests and measurements. *Mind*, *15*, 373-381.

Cattell, J. McK., & Farrand, L. (1896). Physical and mental measurements of the students of Columbia University. *Psychological Review*, *3*, 618-648.

Cattell, R.B. (1971). *Abilities : Their structure, growth and action.* Boston : Houghton Mifflin.

Damaye, H. (1903). *Essai de diagnostic entre les états de débilité mentale*. Paris : Steinheil.

Decroly, O. & Degand, J. (1906). Les tests de Binet et Simon pour la mesure de l'intelligence : contribution critique. *Archives de Psychologie*, *6*, 27-130.

Fancher, R.E. (1987). *The intelligence men : Makers of the IQ controversy*. New York : Norton.

Gall, F.J., & Spurzheim, G. (1810). *Anatomie et physiologie du système nerveux en général et du cerveau en particulier, avec des observations sur la possibilité de reconnaître plusieurs dispositions intellectuelles et morales de l'homme et des animaux, par la configuration de leur tête. Premier volume : Anatomie et physiologie du système nerveux en général, et anatomie du cerveau en particulier*. Paris : F. Schoell.

Gall, F.J., & Spurzheim, G. (1812). *Anatomie et physiologie du système nerveux en général et du cerveau en particulier, avec des observations sur la possibilité de reconnaître plusieurs dispositions intellectuelles et morales de l'homme et des animaux, par la configuration de leur tête. Deuxième volume : Physiologie du cerveau en particulier*. Paris : F. Schoell.

Gall, F.J. (1818). *Anatomie et physiologie du système nerveux en général et du cerveau en particulier, avec des observations sur la possibilité de reconnaître plusieurs dispositions intellectuelles et morales de l'homme et des animaux, par la configuration de leur tête. Troisième volume : Physiologie du cerveau en particulier.* Paris : Librairie Grecque-Latine-Allemande.

Gall, F.J. (1819). *Anatomie et physiologie du système nerveux en général et du cerveau en particulier, avec des observations sur la possibilité de reconnaître plusieurs dispositions intellectuelles et morales de l'homme et des animaux, par la configuration de leur tête. Quatrième volume : Physiologie du cerveau en particulier.* Paris : N. Maze.

Gall, F.J. (1822-1825). *Les fonctions du cerveau : Sur l'origine des qualités morales et des facultés intellectuelles de l'homme et sur les conditions de leur manifestation* (Tome I à VI). Paris : Boucher. (Œuvre actuellement en réédition chez L'Harmattan à Paris dans la collection *Encyclopédie psychologique*)

Galton, F. (1884). On the anthropometric laboratory at the late international health exhibition. *Journal of the Anthropological Institute*, *14*, 205-218.

Peterson, J. (1925). *Early conceptions and tests of intelligence.* New York : World Book.

Sharp, S.E. (1899). Individual psychology : A study in psychological method. *American Journal of Psychology*, *10*, 329-391.

Sokal, M. (Ed.) (1990). *Psychologiical testing and american society . 1890-1930.* New Brunswick : Rutgers University Press.

Sokal, M. (1990). James McKeen Cattell and mental anthropometry: Nineteenth-century science and reform and the origins of psychological testing. In M. Sokal (Ed.), *Psychological testing and american society : 1890-1930* (pp. 21-45). New Brunswick : Rutgers University Press.

Spurzheim, J.G. (1818). *Observations sur la phrénologie ou connaissance de l'homme moral et intellectuel, fondée sur les fonctions du système nerveux.* Paris : Treutel & Würtz.

Wissler, C. (1901). The correlation of mental and physical tests. *Psychological Review Monograph Supplement 3, Monograph N°6.*

Young, K. (1924). The history of mental tests. *Pedagogical Seminary*, *31*, 1-48.

LA RÉCEPTION DE L'ÉCHELLE MÉTRIQUE DE L'INTELLIGENCE EN FRANCE

Michel HUTEAU[18]

Introduction

En 1905, *L'Année Psychologique* publie un long article d'Alfred Binet et Théodore Simon (1905b) intitulé « Méthodes nouvelles pour le diagnostic du niveau intellectuel des anormaux » dans lequel est présentée la première version de l'Échelle métrique de l'intelligence, un test que l'on a pris l'habitude de dénommer le « Binet-Simon ». On s'accorde à penser aujourd'hui que cet article a sorti la psychométrie de l'intelligence de l'ornière où, accrochée qu'elle était à une approche élémentariste des conduites, elle se trouvait. En effet, la plupart des tests d'intelligence construits par la suite doivent quelque chose au Binet-Simon et c'est à partir de lui que la pratique des tests est devenue crédible et s'est développée. Le caractère novateur de l'Échelle métrique a-t-il été perçu en 1905 en France ? Nous verrons que la réponse à cette question, sans aucune équivoque, doit être négative.

Nous examinerons d'abord la place que le Binet-Simon a occupé comme outil de recrutement dans l'enseignement spécialisé. Nous verrons ensuite quelles résistances cette nouvelle approche a rencontrées dans les milieux médicaux et, ce qui peut sembler plus surprenant, dans le milieu, il est vrai très restreint, de la psychologie scientifique. Enfin, nous ferons

[18] Professeur émérite de psychologie au Conservatoire National des Arts et Métiers, Paris. Email : michel.huteau@wanadoo.fr

quelques remarques sur la diffusion du test dans les milieux de l'enseignement.

L'Échelle métrique et l'enseignement spécialisé

On lit souvent que l'échelle métrique de l'intelligence aurait été construite sur une commande du Ministère de l'instruction publique afin d'être utilisée pour le recrutement des élèves des classes de perfectionnement. Ce n'est pas exact. Voyons les choses de plus près.

Naissance de l'enseignement spécialisé (voir M. Vial, 1990)

L'idée d'enseignement spécialisé n'est pas apparue chez les gestionnaires du système éducatif pour répondre à des besoins ou à des revendications des enseignants, mais elle a été portée par des médecins aliénistes d'inspiration humaniste afin d'assurer dans de meilleures conditions l'instruction des enfants anormaux, qu'ils soient dans les asiles, dans les écoles ou dans la rue. Dès 1897, Désiré Magloire Bourneville (1840-1909), qui est le véritable pionnier de l'éducation spécialisée, propose la création de classes ou d'écoles spéciales. Chargé du « service des idiots » à Bicêtre, il avait réussi à créer, avec beaucoup de difficultés, un « quartier spécial pour les idiots et les épileptiques » qu'il avait tenté de transformer en véritable école (on parle à son propos d'asile-école). Ces médecins sont à l'origine d'un mouvement qui, au début du XXe siècle, agit sur le gouvernement, les responsables de l'instruction publique et l'opinion afin que soit appliqué le principe de l'obligation scolaire affirmé dans la loi de 1882.

Dans ce mouvement, la Société libre pour l'étude psychologique de l'enfant, créée en 1899 par Ferdinand Buisson et dont Binet devient le vice-président en 1901 et le président en 1902, va jouer un rôle actif. L'objectif premier de cette société est le développement et la promotion d'une pédagogie scientifique, mais elle est concernée par tous les problèmes de l'école. En 1903 est créée au sein de la Société une commission pour l'étude des anormaux, elle demande la fondation de classes spéciales pour les « anormaux perfectibles ». Dans une note préparatoire aux travaux de la commission, Binet distingue cinq catégories d'anormaux : les aveugles, les sourds-muets, les anormaux médicaux (grosses arriérations), les arriérés de l'intelligence et les instables (Binet, 1905).

Le 4 novembre 1904, le Ministre de l'instruction publique nomme une commission, dite commission Bourgeois, du nom de son président, qui doit étudier les conditions dans lesquelles « les enfants anormaux des deux sexes (aveugles, sourds-muets, arriérés, etc.) »[19] pourraient bénéficier de l'enseignement primaire. Tous les membres de cette commission, à laquelle appartiennent Binet et Bourneville, qui semble-t-il y participe assez peu, sont partisans d'un enseignement spécial mais il y a entre eux des divergences notables et de fortes inimitiés. La commission rend ses conclusions à la fin de l'année 1905 ; elles seront publiées début 1906. Elle avait commencé par lancer une enquête, dont le questionnaire avait été revu par Binet, afin de déterminer le nombre des anormaux dans la population des enfants de 2 à 13 ans. D'après les résultats de cette enquête les anormaux, dont les trois quarts sont des anormaux psychiques, représentaient moins de 1% de la population[20]. Les conclusions de la commission se présentent sous la forme de 24 propositions. La nécessité d'ouvrir des classes spéciales est affirmée, on indique les modalités de leur recrutement (sans entrer dans le détail), leur mode de fonctionnement, les contenus pédagogiques, la nature du suivi des élèves (Travaux de la commission..., 1906).

À la suite de ces travaux, un projet de loi est déposé à la Chambre de députés le 13 juin 1907. La loi « relative à la création des classes de perfectionnement annexées aux écoles élémentaires publiques et d'écoles autonomes de perfectionnement pour les enfants arriérés » est promulguée le 15 avril 1909. On précise le statut de ces classes ou écoles, de leurs enseignants, leur organisation et leur financement. On indique qu'une commission dont on donne la composition sera chargée du recrutement des élèves.

Ces classes, on le précise à l'article 1, sont créées pour les « enfants arriérés ». Rien n'est dit sur les autres catégories d'anormaux énumérées par Binet. Les sourds-muets et les aveugles continueront à aller dans des institutions spéciales, lorsqu'elles existent. Les anormaux médicaux resteront à l'asile. Quant aux instables, s'ils ne sont pas en

---

[19] Sur les travaux de la commission Bourgeois, voir Vial et Hugon (1998).

[20] Ces chiffres furent par la suite révisés à la hausse. Compulsant plusieurs statistiques Chazal (1907) estime que les anormaux représentent environ 5 % de la population. De tels écarts peuvent surprendre, mais comme on ne sait pas très bien ce qu'est un anormal...

même temps arriérés, ils resteront dans les classes, mais, comme on pouvait s'y attendre, on en retrouvera aussi beaucoup dans les classes de perfectionnement.

Plusieurs classes de perfectionnement ont commencé à fonctionner à titre expérimental avant la promulgation de la loi. La première a été ouverte à Paris en janvier 1907 dans le quartier des Batignolles. Fin 1907, 7 classes, 5 dans la Seine et deux à Bordeaux, accueillaient des élèves.

La question du recrutement des classes de perfectionnement et le Binet-Simon

La commission Bourgeois proposait que l'admission dans les classes de perfectionnement (« l'élimination d'un enfant des écoles ordinaires ») soit prononcée par une commission comportant un inspecteur primaire, un médecin et un directeur d'école spéciale. Cette proposition est reprise dans la loi (article 12). La commission Bourgeois était plus précise en suggérant que l'on procède à l'examen pédagogique et médical de chaque enfant. Pas plus le rapport de la commission Bourgeois que la loi de 1909 ne mentionnent un examen psychologique.

Binet, nous l'avons vu, était fortement impliqué dans le mouvement pour l'éducation spécialisée. Par ailleurs, il s'intéressait depuis longtemps aux processus psychologiques supérieurs (son ouvrage la *Psychologie du raisonnement* date de 1886). Il s'intéressait aussi depuis le début des années 1890 à l'évaluation de l'intelligence. Zazzo (1966, p. 37) note que l'on trouve sous la plume de Binet l'expression « Échelle métrique » dès 1897. Il note aussi qu'une bonne partie des épreuves de l'Échelle métrique se trouve dans *l'Étude expérimentale de l'intelligence*, ouvrage publié en 1903 mais qui est basé sur 15 années d'observation de ses deux filles. Enfin, Binet était très préoccupé par l'étude des écoliers. L'Échelle, écrit-il, « résulte de longs tâtonnements qui ont été faits d'abord à l'école de la Salpêtrière et ensuite dans les écoles primaires de Paris sur des enfants normaux et anormaux » (1905b, p. 95). L'imminence de la création de classes spéciales a conduit Binet, bien qu'apparemment aucune commande ne lui ait été passée, à mettre en forme les idées qu'il développait depuis 15 ans et à rassembler ses constats expérimentaux épars.

« Il n'est rien de tel, écrira-t-il en 1909, que la nécessité pour faire surgir des méthodes nouvelles. Sans doute, nous serions restés longtemps dans le *statu quo* des tests fragmentaires, si nous n'avons pas été obligés (...) dans un intérêt véritablement social, de faire des mesures d'intelligence par la méthode psychologique. On voulait essayer sur une petite échelle des classes pour les enfants anomaux. Avant d'instruire ces enfants il fallait les recruter (...) C'est dans ces conditions que nous avons élaboré (...) une méthode de mesure de l'intelligence à laquelle nous avons donné le nom d'*Échelle métrique.* » (pp. 124-125).

En 1905, dans le préambule à la présentation de l'échelle métrique, Binet et Simon (1905a) indiquent que « le travail dont ils présentent ici la première ébauche a été directement inspiré par le désir de servir la cause si intéressante de l'éducation des anormaux ». Ils rappellent que la commission Bourgeois a commencé ses travaux et, anticipant sur ses conclusions, ils pensent que la commission qui fait « œuvre administrative » et non « œuvre de science » ne dira pas comment il faut recruter les anormaux. Ils présentent donc leurs services afin que les futures commissions d'examen « soient bien orientées dès le début ».

« Il faut éviter, écrivent-ils, que les juges qui en feront partie cèdent à l'habitude de prendre des décisions au petit bonheur, d'après des impressions subjectives, par conséquent incontrôlables, qui sont tantôt bonnes, tantôt mauvaises, et font une part trop grande à l'arbitraire, au caprice, au laisser-aller. Ce serait tout à fait fâcheux et l'intérêt des enfants commande plus de circonspection ».[21]

Un examen objectif, tel que le préconisent Binet et Simon, présente l'avantage d'éviter la classe de perfectionnement à ceux qui n'en n'ont pas besoin car « ce ne sera jamais une bonne note d'avoir passé par une classe de perfectionnement. Il faut au moins éviter ce précédent à ceux qui ne le méritent pas » (1905a). Or il y a bien des raisons qui risquent de conduire dans ces classes des enfants qui n'y ont pas leur place : les parents des milieux populaires peuvent faire en sorte que leurs enfants paraissent débiles afin de leur faire bénéficier de meilleures conditions matérielles dans les internats prévus ; les instituteurs peuvent souhaiter se débarrasser des élèves qui les gênent, et généralement ce ne sont pas les débiles les plus gênants ; les enseignants des classes de

[21] La version de 1908 de l'Échelle métrique aura un objectif plus large : contribuer à améliorer « la pédagogie normale autant que pathologique » (Binet et Simon, 1908, p. 2).

perfectionnement peuvent être tentés de recruter des élèves les moins débiles possibles…

La… non utilisation de l'échelle métrique

En 1905, Binet et Simon, après avoir précisé les finalités de l'examen des anormaux à des fins de recrutement dans les classes de perfectionnement, présentent trois méthodes pour les repérer : la méthode psychologique, la méthode pédagogique et la méthode médicale. La méthode psychologique consiste en l'application de l'Échelle métrique ; la méthode pédagogique permet d'apprécier les connaissances scolaires et extra-scolaires et de juger du retard, l'enfant est déclaré arriéré lorsque le retard (2 ou 3 ans) ne s'explique pas par des insuffisances de la scolarité ; la méthode médicale consiste à prendre en compte les signes anatomiques, anthropométriques et physiologiques de l'arriération (1905b). Dans les trois cas une approche objective est nécessaire. La méthode psychologique, telle que Binet et Simon la présentent est parfaitement objective, la méthode pédagogique peut le devenir assez vite, pour la méthode médicale ce sera sans doute plus difficile… La méthode psychologique, écrivent-ils, « est la seule qui soit mûre pour des essais pratiques un peu complets. Les autres méthodes ne pourraient donner encore que des indications accessoires, mais celle-ci permet déjà des déterminations d'infériorité intellectuelle » (1905c, p. 245). La méthode psychologique est aussi la plus directe. C'est manifestement celle qui a la préférence de Binet et Simon : elle révèle des « signes à peu près *certains* » d'arriération tandis que la méthode pédagogique révèle seulement des signes « *probables* » et la méthode médicale des signes « *possibles* » (1905b, p. 244).

L'échelle métrique est une épreuve destinée à distinguer les enfants normaux des enfants arriérés. « Notre but, écrivent Binet et Simon, est, lorsqu'un enfant sera mis en notre présence, de faire la mesure de ses capacités intellectuelles, afin de savoir s'il est normal ou si c'est un arriéré » (1905b, p. 191). On imagine que Binet a sans doute déployé des efforts pour populariser l'examen psychologique, faire connaître l'échelle métrique et inciter à l'utiliser. À notre grande surprise il n'en a rien été !

En 1907, Binet et Simon participent au recrutement des élèves de la première classe de perfectionnement. Ils déclarent avoir déclaré arriérés et retenu les élèves ayant au moins trois années de retard sans avoir été malades et en ayant toujours été scolarisés. Le retard est évalué par « un examen objectif du savoir de l'élève ». Il n'est pas question de l'Échelle métrique !

Plus surprenant encore, et là c'est tout à fait étonnant, il n'est toujours pas question de l'Échelle métrique dans la partie pratique du *Guide pour l'admission des enfants anormaux dans les classes de perfectionnement* que publient, sous le titre *Les enfants anormaux*, Binet et Simon en 1907[22]. Cette partie pratique, la partie centrale du *Guide*, est constituée de deux chapitres intitulés « l'examen pédagogique des anormaux d'école » et « l'examen médical des anormaux »[23]. L'examen psychologique, qui doit être conduit par l'inspecteur primaire, est seulement présent dans le *Guide* comme une partie de l'examen pédagogique. On distingue le rôle de l'instituteur et le rôle de l'inspecteur primaire. Le rôle de l'instituteur se limite à signaler les élèves en retard. L'inspecteur primaire se voit attribuer le contrôle du degré d'instruction (lecture, calcul, orthographe) et l'examen psychologique. Il est bien question de l'Échelle métrique, mais seulement dans le chapitre 2 qui traite de la psychologie des anormaux. Après avoir souligné que les anormaux ne sont pas seulement des retardés, Binet et Simon affirment que la pédagogie à mettre en œuvre avec eux doit s'appuyer sur « leurs aptitudes les plus fréquentes ». Pour mettre en évidence ces aptitudes on peut utiliser, disent-ils, des enquêtes par questionnaires auprès des enseignants ou, ce qui est mieux, l'observation directe au moyen de tests et plus particulièrement de l'Échelle métrique. Binet et Simon se fondent, entre autres, sur le fait que les débiles réussissent presque aussi bien que les normaux pour la mémoire des images alors qu'ils réussissent nettement moins bien pour la mémoire des phrases, pour les caractériser par leurs difficultés à abstraire et recommander une pédagogie concrète. Le statut de l'Échelle métrique est alors celui d'un instrument de recherche et non pas celui d'une épreuve pratique.

---

[22] Dans l'une de ses conclusions la commission Bourgeois avait émis le vœu que le Ministre charge une personne compétente de rédiger « un guide scientifique destiné à faciliter ultérieurement le travail des commissions d'examen qui auront à se prononcer sur la débilité mentale des enfants ». Il ne semble pas que le Ministre ait demandé quoi que ce soit à Binet... En fait le livre répond à un souhait de la commission et il est préfacé par Léon Bourgeois.

[23] Voici le sommaire du *Guide* : Chapitre 1. Quelques mots d'avant propos - Chapitre 2. Quelques traits de la psychologie des anormaux - Chapitre 3 . L'examen pédagogique des anormaux d'école - Chapitre 4. L'examen médical des anormaux - Chapitre 5. Le rendement scolaire et social des écoles et classes d'anormaux

L' « examen psychologique » consiste à poser 13 questions correspondant aux âges de 7, 9 et 11 ans (ces questions, ainsi que celles qui seront évoquées par la suite sont reproduites en annexe). Leur présentation préfigure la version de 1908 de l'Échelle métrique. Surprise ! Ces questions correspondent à un seul des 30 items de l'Échelle métrique de 1905 (qui pourtant devait servir à repérer les arriérés !), l'item 27 de cette échelle (répondre à une question abstraite). Cet item comporte 25 questions parmi lesquelles on retrouve les 13 questions du *Guide* (1905c). Les « questions d'intelligence » seront reprises dans la version de 1908 de l'Échelle métrique, pour l'âge de 10 ans.[24]

Binet et Simon minimisent la portée de l'examen psychologique. Dans le *Guide,* il est présenté comme une simple partie de l'examen pédagogique. Le bilan objectif des acquisitions en lecture, calcul et orthographe, est la pièce centrale de cet examen pédagogique. L'examen psychologique permet de trancher dans les cas douteux. Parlant des « questions d'intelligence », donc de l'examen psychologique, Binet et Simon déclarent : « Nous ne les imposons pas, nous ne les conseillons même pas dans tous les cas. Mais ces épreuves n'en sont pas moins des outils précieux, auxquels on sera bien heureux d'avoir recours lorsqu'on se sentira embarrassé » (p. 97). L'examen psychologique doit aussi permettre de « réhabiliter l'enfant qui présente un retard scolaire accentué. C'est là sa seule utilité » (p. 103). On est loin de ce qui était écrit en 1905 !

Pourquoi Binet et Simon minimisent-t-ils le rôle de l'Échelle métrique ?

À notre connaissance, ils ne se sont jamais exprimés sur cette question. Trois facteurs peuvent être évoqués.

---

[24] Même surprise dans un article de Binet et Vaney (1906) présentant le Laboratoire de la rue de la Grange-aux-belles (créé en 1905) : dans la rubrique « recherches psychologiques » on nous dit qu'il y a deux méthodes d'appréciation du développement intellectuel : la « côte intellectuelle » qui est une appréciation subjective du maître et l'évaluation d'après le degré d'instruction. Rien sur la méthode psychométrique. Dans son numéro 44 de février 1908, le *Bulletin de la SLEPE* présente, introduite par Binet, une série de notes sur les classes d'anormaux, rien n'est dit sur le recrutement. Par contre, en 1911, lorsque Vaney, qui était collaborateur de Binet au Laboratoire de la Rue de la Grange-aux-belles, présente les « moyens de reconnaître les anormaux d'école », il mentionne bien l'usage du test de Binet et Simon pour l'examen psychologique.

1. Il est vraisemblable, et c'est sans doute le facteur le plus important, que Binet et Simon ne sont pas satisfaits de l'échelle de 1905 qui n'est qu'une ébauche assez grossière de ce que deviendra le Binet-Simon. Plutôt qu'une véritable échelle, nous avons simplement une liste d'items. Il n'y a pas encore d'étalonnage et aucune indication d'âge n'est donnée. Les limites entre la débilité et l'imbécillité et entre la débilité et la normalité sont définies *a priori*. Avec la version de 1908 le test subira une véritable « métamorphose » (Zazzo).

2. Il semble aussi qu'ils se soient rendus compte qu'il était tout à fait irréaliste de demander aux inspecteurs d'académie ou à leurs collaborateurs d'appliquer l'Échelle métrique. Cette application est longue (30 à 45 minutes), elle suppose des compétences psychologiques et nécessite une formation : « Un bon expérimentateur ne se forme que par l'exemple et l'imitation. (...) Toute personne qui voudrait se familiariser avec nos méthodes d'examen devra donc venir à notre école » (1905b). Il fallait donc sélectionner dans l'Échelle métrique ce qui était à la fois le plus pratique à appliquer et le plus pertinent pour la mesure du retard mental. Les questions abstraites, ou de compréhension, ou encore d'intelligence, répondaient à cette double condition. Les réponses à ces questions sont assez faciles à noter et, surtout, elles semblent bien permettre d'appréhender le jugement qui, pour Binet, est le cœur de l'intelligence et qui correspond aux définitions populaires de l'intelligence. « Cette épreuve, écrivent Binet et Simon, est celle qui répond le mieux à la notion vulgaire de l'intelligence. Il arrive qu'on hésite sur le diagnostic à porter sur un enfant que l'on examine. (...) Mais les questions de compréhension dissipent tous les doutes » (1908, p. 47).

3. Enfin, l'examen de l'intelligence au moyen de tests rencontrant, comme nous allons le voir, de vives résistances dans le milieu médical, on pourrait penser que Binet a souhaité établir une sorte de compromis avec les médecins. Mais cette hypothèse ne semble pas devoir être retenue car on ne comprendrait plus alors pourquoi les médecins sont si malmenés dans le *Guide*.

Dans ces conditions on comprend que l'Échelle métrique ait été peu utilisée pour le recrutement des clases de perfectionnement. Voici comment Monique Vial décrit le recrutement jusque dans les années 1950 : « Les commissions médico-pédagogiques fonctionnent rarement et les procédures diffèrent d'une classe à l'autre : certaines sont recrutées selon les modalités définies par Binet et Simon, d'ailleurs interprétées, par leurs propres auteurs, de façon peu rigide ; la plupart le sont à partir de procédures empiriques, non codifiées » (p. 151).[25] Par ailleurs, la création de classes de perfectionnement n'étant pas obligatoire, leur développement est assez lent : on en compte une centaine en 1930, 275 à 300 en 1942-44.

Les classes de perfectionnement connaîtront un fort développement après la seconde guerre mondiale : environ 1000 en 1951, 3700 en 1958, 12000 en 1973[26]. Ce n'est que dans les années 1960, après que le Binet-Simon ait été modifié par Zazzo[27], que la psychologie et le test qui la porte joueront un rôle important dans le recrutement. Ce n'est qu'à partir de 1964 que des textes officiels précisent des règles d'admission en termes de Q.I. (il doit être compris entre 50 et 75) et qu'un dépistage systématique est envisagé. Ces règles n'ont jamais d'ailleurs été rigoureusement appliquées et l'on a toujours trouvé dans les classes de perfectionnement des élèves dont l'intelligence, au sens de Binet et Simon, était parfaitement normale. En 1966, par exemple, une enquête a révélé qu'un tiers de la population des classes de perfectionnement avaient un Q.I. supérieur à 80 (Vial, p. 177).

---

[25] En 1936, Simon note que dans la Seine les commissions de recrutement n'ont jamais été réunies et que « là où des essais ont été faits, leur action a été très restreinte ».

[26] Quelques centaines aujourd'hui. Le début des années 1970 a vu un changement radical de politique vis-à-vis du traitement des handicapés mentaux. Alors qu'on se proposait de les aider par des enseignements spécifiques, on se propose dès lors de les intégrer dans le système normal. Cette nouvelle orientation trouve sa forme juridique dans la « Loi d'orientation en faveur des personnes handicapées » du 30 juin 1975. On a souvent rendu la psychologie, et plus particulièrement la pratique des tests, et plus particulièrement encore celle du Binet-Simon, responsable de l'inflation des classes de perfectionnement. Le changement de politique avec la mise au premier plan de l'intégration correspondrait alors une « délégitimation de la psychologie » (A. Prost). Pour une vue d'ensemble sur l'évolution de l'enseignement spécialisé voir Roca (1992).

[27] Simon s'était toujours opposé à ce que l'on introduise des modifications au Binet-Simon, lui-même avait seulement commencé à construire des épreuves parallèles (1914). En 1946, Zazzo a proposé des « graphiques rectificatifs » visant à corriger les biais provenant d'un mauvais étalonnage de la version de 1911.

L'Échelle métrique et les médecins

Critique de la pratique et des conceptions médicales de l'arriération

En préambule à la présentation de l'Échelle métrique, Binet et Simon (1905a) se livrent à une critique impitoyable des conceptions et des pratiques des aliénistes, toutes tendances confondues, en matière de diagnostic de l'arriération mentale. Ils soulignent que lorsque des aliénistes différents examinent un même enfant, on relève des « divergences frappantes », même pour l'attribution à l'une de ces grandes catégories que sont l'idiotie, l'imbécillité et la débilité. Lorsque le même aliéniste examine le même enfant à deux moments différents, il ne fournit pas toujours des diagnostics cohérents. Dans ces conditions, il est quasi impossible de dénombrer les arriérés, d'évaluer les résultats des traitements dont ils bénéficient et de juger quelles sont les méthodes pédagogiques les plus appropriées.

La cause principale de cette situation n'est pas un désaccord sur les mots, qui pourrait être résorbé par la constitution d'une nomenclature unique, bien qu'une telle nomenclature soit souhaitable. « C'est beaucoup plus grave (...). C'est sur les faits que l'on ne s'entend pas » (p. 168). Il s'agit d'un « défaut de précision dans la description des symptômes (...), de sorte que deux médecins n'examinent pas de la même manière le même malade, n'attachent pas la même importance aux symptômes qu'il présente, ou même ne font aucune recherche précise sur les symptômes, aucun effort d'analyse pour les bien voir et les bien interpréter » (p. 167).

« En y regardant de plus près, on s'aperçoit même que la confusion provient principalement d'une faute dans les méthodes d'examen. Lorsqu'un aliéniste se trouve devant un enfant de mentalité inférieure à la moyenne, il ne l'examine pas en relevant chacun des symptômes qu'il présente, en interprétant chacun de ces symptômes, et en les classant ; il se contente de prendre une impression subjective, une impression globale de son sujet ; et c'est d'instinct qu'il pose son diagnostic. Nous pensons ne pas beaucoup nous avancer en disant qu'à l'heure actuelle bien peu de médecins pourraient citer le ou les signes absolument précis, objectifs et invariables par lesquels ils séparent les degrés d'infériorité mentale » (p. 168).

Binet et Simon critiquent sévèrement certains travers de la clinique médicale. « On se gardera, écrivent-ils, de l'intuition, du subjectivisme, de l'empirisme grossier, décoré du nom de tact médical, et derrière lequel s'abritent l'ignorance, le laisser-aller et la présomption » (1905b, pp. 242-243).

Les aliénistes (y compris ceux qui siégeaient avec Binet dans la commission Bourgeois, et notamment Bourneville) ne sont pas mieux servis, on s'en doute, lorsque Binet et Simon examinent leurs classifications des niveaux d'arriération mentale où celles auxquelles ils se réfèrent. Les classifications anatomo-physiologiques n'informent pas sur les degrés d'arriération, ne présentent aucun intérêt pédagogique et évoquent des lésions dont la nature est obscure. Les classifications symptomatiques ont toutes « le même défaut de précision, défaut qui consiste essentiellement en ceci : les symptômes caractérisant les différences de degrés d'infériorité mentale ne sont point décrits de telle manière qu'on puisse pratiquement les reconnaître et les distinguer » (p. 174). Ils ne sont pas gradués. « Lorsque l'on est pénétré des formules que les aliénistes ont employées, on s'aperçoit qu'elles apprennent peu de choses, parce qu'elles sont extrêmement vagues. Ce sont des différences du plus ou du moins qu'on nous signale, et ces différences, qui sont déclarées suffisantes pour établir des degrés, et par conséquent des différences de diagnostic, ne sont point définies » (p. 177). De plus, ces classifications donnent une place excessive aux symptômes somatiques. Or, c'est d'infériorité de l'intelligence dont il s'agit. « *La classification de l'idiotie est une classification clinique à faire par la psychologie* » (p. 176).

« ...Ce qui manque le plus aux aliénistes, c'est une base précise de diagnostic différentiel. Le vague de leurs formules révèle le vague de leurs idées. On s'attache à des caractères que l'on qualifie de plus ou moins, et l'on se laisse guider par une impression subjective que l'on ne croit pas nécessaire d'analyser, et que par conséquent on serait incapable de justifier. Nous ne dirons jamais assez combien ces procédés empiriques sont éloignés des méthodes scientifiques. Les différences quantitatives (...) n'ont aucune valeur si elles ne sont pas mesurées ne fût-ce que grossièrement » (p. 179).

Il existe bien des classifications psychologiques. Binet et Simon en examinent deux mais ils sont très sévères avec elles et elles ne sont guère mieux traitées. La première (P. Sollier) repose sur des idées et non des faits, elle fait appel à des critères beaucoup trop généraux. La seconde (Blin) ressemble à un « examen scolaire », les mesures proposées sont « arbitraires » et reposent sur une « impression synthétique », elle est « sortie toute armée du cerveau d'un théoricien ».

Il ne reste donc quasiment rien de tous les travaux des aliénistes sur le diagnostic de l'arriération mentale ! Et l'Échelle métrique peut alors apparaître dans toute sa splendeur. Mais il ne faut pas s'étonner que les aliénistes ne soient pas très contents et quelque peu réticents à se rallier aux positions de Binet. D'autant plus que Binet n'est pas psychiatre. Simon, certes, l'est, il fait partie du corps des aliénistes. Mais il est encore bien jeune (en 1905 il a 32 ans), pense-t-on, pour faire la leçon à ses prestigieux aînés.

La limitation du rôle des médecins

Dans leur *Guide*, Binet et Simon donnent une place très restreinte à l'examen médical, sans commune mesure avec celle que les médecins, notamment les aliénistes, revendiquent. Après avoir noté que l' « on tend aujourd'hui à accorder (au médecin) une sorte d'omniscience et d'infaillibilité contre lesquelles il proteste faiblement », il affirme que « le médecin n'a pas à choisir les enfants anormaux parmi les enfants des écoles » (p. 127). Il n'est pas préparé à l'appréciation du degré d'infériorité mentale des écoliers et ce n'est pas ce genre de diagnostic qu'on attend habituellement de lui. Certes, il y a bien des signes somatiques de l'arriération mentale (la taille et des mesures anthropométriques du crâne, l'appréciation globale de la physionomie, peut-être les stigmates de la dégénérescence...), mais la liaison entre ces caractères anatomiques et le degré d'inintelligence est faible, trop faible pour fonder un diagnostic, et « l'étude anatomique ne peut donc en aucun cas dispenser de l'examen direct de l'intelligence » (p. 141). Finalement, le rôle du médecin se limite donc « à reconnaître les maladies physiques ou mentales dont l'anormal peut être atteint » (p. 163).

Silences, critiques et polémiques

Dans ces conditions, il n'est pas très étonnant que les psychiatres, dont les théories et les pratiques sont mises en cause, et qui voient leur territoire menacé, ne montrent guère d'enthousiasme pour l'Échelle métrique. Beaucoup, bien qu'ils la connaissent, continuent à traiter de l'arriération mentale comme si elle n'existait pas.

- En 1907, par exemple, le docteur Eugène Chazal publie un ouvrage sur les anormaux psychiques. Il évoque bien le *Guide* de Binet et Simon, mais uniquement pour la description qui est donnée de l'arriéré. L'Échelle métrique n'est pas mentionnée alors que plusieurs pages sont consacrées aux stigmates de la dégénérescence.

- Elle n'est pas évoquée dans le chapitre portant sur les « dépistage et le triage des écoliers anormaux » de l'ouvrage de Jacques Roubinovitch sur les aliénés et les anormaux (1910). Celui-ci, bien qu'il ne standardise pas les situations et estime subjectivement le retard, est cependant soucieux d'observations précises et il a vraisemblablement été influencé par Binet pour leur choix. Il montre par exemple à un enfant soupçonné de débilité trois images, les met dans sa poche et demande de les décrire ; ou encore, il demande à cet enfant de comparer des branches d'inégale longueur.

- L'Échelle métrique n'est pas évoquée non plus dans l'ouvrage des Drs Jean Philippe et Georges Paul-Boncourt dont la quatrième édition (revue) paraît en 1922. Pour décrire le développement de l'élève mentalement retardé on se réfère à Bourneville. Pour traiter des arriérés pédagogiques on utilise les travaux de Decroly et de Demoor (publiés dans *L'Année Psychologique).* Il n'est jamais question de Binet dont Philippe avait été pourtant le collaborateur (il avait même été directeur adjoint du Laboratoire de psychologie physiologique de la Sorbonne)...

Lorsque les médecins parlent de l'Échelle métrique, c'est pour émettre les plus vives réserves. Quatre critiques sont généralement formulées (voir, par exemple, Cruchet, 1908).

1° Les tests sont biaisés. Les réponses du sujet dépendent de son état affectif, de sa sensibilité à la suggestion, de son attention, de ses dispositions passagères, de son caractère « contrariant »... Ces biais conduisent à des erreurs considérables.

2° On ne les distingue pas bien des épreuves scolaires.

3° Les résultats ne permettent pas de se faire une impression d'ensemble de la psychologie du sujet.

4° L'épreuve est trop longue[28].

Ces critiques sont parfois énoncées avec modération. Cruchet, par exemple, admet que pour reconnaître les insuffisances d'intelligence, « le moyen des tests psychiques (...) est l'un des meilleurs » et qu'il semble « dans son ensemble parfaitement juste », donc, ajoute-t-il à l'intention de ses collègues, il serait « excessif » de lui dénier toute valeur et on doit en tenir compte « dans une certaine mesure ». Mais elles sont formulées souvent sur un mode plus agressif. Dans tous les cas on continue à faire l'éloge de la clinique médicale avec la recherche des antécédents héréditaires et l'examen somatique. Au mieux, les tests viennent en complément, comme les examens biologiques. Notons cependant une voix discordante, celle d'Ovide Decroly. Dès 1907 il souligne l'originalité de l'Échelle métrique et recommande son utilisation immédiate.

Une polémique à propos de l'utilisation de l'Échelle métrique pour la détection des arriérés militaires permet de prendre la mesure des relations entre Binet et Simon d'une part et les psychiatres d'autre part. En 1908, le Dr Simonin, médecin militaire à l'Hôpital du Val de Grâce à Paris, présente au Congrès des médecins aliénistes et neurologistes de langue française une communication intitulée « Essai des tests psychiques scolaires pour apprécier l'aptitude intellectuelle au service militaire ». Elle est publiée l'année suivante dans le *Journal de neurologie*. Cette communication rend compte d'une expérience réalisée à l'Hôpital militaire du Val de Grâce sur 11 sujets. La conclusion est totalement négative : la méthode peut conduire à de « véritables » et « regrettables » erreurs et « elle n'a pas une sûreté suffisante pour être utilisée dans l'armée ». En novembre 1909, Binet et Simon sont invités à discuter de cette question à la Société médico-psychologique. On apprend alors que ce sont eux et eux seuls qui ont réalisé l'expérience dont il est question et que, en fait, il ne s'agissait que de « tâtonnements préliminaires ». La communication de Simonin, qui avait demandé à assister aux expériences

[28] Les médecins qui se l'approprient prennent certaines libertés que décrit Simon (1932) : « Le médecin est obligé d'aller vite. Il en résulte que si l'on examine comment ils utilisent l'Échelle métrique que nous avons publiée avec Binet pour l'étude du développement de l'intelligence, on s'aperçoit qu'ils en prennent à leur aise avec les techniques que nous avons formulées. Ils ne recourent qu'à quelques épreuves, choisies par eux un peu au petit bonheur. Ils ne jugent que d'après deux ou trois questions ». Ceci conduit Simon à proposer une épreuve abrégée pour le dépistage, la durée de l'examen individuel passe alors de 30 à 5 minutes, et, un peu plus tard (1936), une épreuve collective.

comme témoin et sans y prendre aucune part, « reproduit simplement, disent Binet et Simon, sous une signature autre que la nôtre, des expériences que nous avons faites ». Ceci ne choque pas particulièrement l'assemblée et Roubinovitch continue à parler du travail « de notre éminent collègue militaire » qui a « reçu l'approbation de la totalité des psychiatres présents au congrès ». Binet et Simon rappellent les objectifs des recherches en question : le test est-il applicable à des militaires ? Quel est le degré d'intelligence requis pour être soldat ? Comment éliminer rapidement les anormaux ? (ils envisagent des tests collectifs). Ils répondent à une objection qui leur a été faite : l'application des tests est bien compliquée alors que les officiers sont capables de reconnaître après quelques semaines ou quelques mois les arriérés et que les maires connaissent bien la rumeur publique qui désigne les arriérés. Ils s'élèvent avec force contre l'empirisme de ces « méthodes ».

« On raisonne pour l'arriération à peu près comme on raisonnerait pour la tuberculose, si on disait qu'un médecin militaire n'a pas besoin de connaître les procédés cliniques pour dépister cette dangereuse maladie. À quoi bon, pourrait-on soutenir en effet, à quoi bon ausculter les jeunes soldats ? Les maires ne pourraient-ils indiquer que tels sujets toussent depuis longtemps, que les hivers ne se passent pas sans qu'ils doivent s'aliter ? Et pour les autres, ne suffira-t-il pas d'attendre ? Si les marches en fatiguent quelques-uns, si d'aucuns crachent le sang… une expérience prolongée de présence au corps indiquera la nécessité de la réforme. Voilà, en effet, exactement tout ce que certaines personnes nous proposent pour dépister les arriérés ».

Dans la discussion, les interventions ne sont pas favorables à l'Échelle métrique : Roubinovitch parle de « l'insuffisance » de la méthode « trop simpliste » de Binet et Simon qui conduit à de « véritables erreurs ». Legrain note qu'elle est toujours insuffisante pour que le psychiatre puisse se faire une idée. Certes, en dépit de ses imperfections, Pactet lui reconnaît des mérites, mais uniquement pour faire adhérer les autres à son diagnostic car « quelques minutes » lui suffisent pour « établir définitivement sa conviction ». Bref, rien ne remplace l'examen médical.

En fait il ne s'agit pas seulement de réticences vis-à-vis d'une technique, bien que celle-ci heurte les habitudes, les réactions des médecins sont aussi et surtout des réactions de défense d'un territoire. Avec Binet et son Échelle métrique, apparaissent alors dans le champ de l'arriération mentale, jusqu'alors domaine réservé des médecins, de nouveaux spécialistes, ceux que Jaqueline Gateaux-Menencier (1989) appelle les « psychopédagogues ». Certes, ils ne sont pas nombreux, mais ils sont déterminés et ont des amis politiques, aussi la situation paraît-elle suffisamment grave aux médecins pour qu'ils fassent front.

Binet et Bourneville

Cette compétition pour le pouvoir et pour la conquête ou la préservation d'un marché joue certainement un grand rôle dans le conflit entre Bourneville et ses proches et Binet. Certes, Bourneville n'apprécie sans doute guère les critiques de Binet sur le caractère approximatif des définitions et des descriptions des psychiatres. D'autant plus qu'elles s'appliquent très bien à lui ! Mais il est sans doute plus choqué encore par les prétentions de Binet et regrette que l'on oublie trop souvent l'antériorité et l'implication des médecins dans l'étude de l'arriération mentale. À cela s'ajoute une divergence sur le type de population à recruter pour les classes de perfectionnement. Pour Bourneville, les classes de perfectionnement doivent être une extension de l'asile et accueillir les « anormaux d'asile ». Pour Binet, ces classes devaient être plutôt une extension de l'école et accueillir des « anormaux d'école ». En conséquence, Bourneville plaidait pour des internats et Binet pour l'externat. Binet l'a emporté.

Dans leur *Guide*, Binet et Simon, à la conquête du territoire défendu par Bourneville, se livrent à une critique très sévère du travail réalisé par Bourneville à Bicêtre. Ils se plaignent d'abord, en des termes peu amènes, de la difficulté qu'il y a à l'évaluer et à en tirer des enseignements : « Nous ne sommes parvenus qu'à grand peine, écrivent-ils, à obtenir une somme infiniment petite de renseignements extrêmement précaires » (p. 188). Malgré cela, ils jugent l'expérience de Bicêtre très décevante. Il y a beaucoup d'injustice dans cette critique de Bourneville. Binet et Simon, qui ne se sont pas rendus sur place et ont seulement travaillé sur documents, ne tiennent sans doute pas assez compte de la lourdeur des handicaps des sujets de Bourneville. Par ailleurs, on ne voit pas très bien l'utilité d'une diatribe contre Bourneville dans un Guide qui se veut pratique. Bourneville, on s'en doute, ne partageait pas l'avis de Binet et il a toujours affirmé que, « quoi qu'en disent les psychologues qui n'ont aucune pratique », ses résultats montraient des améliorations significatives. Les partisans de Bourneville accusèrent Binet et Simon de contester l'éducabilité des arriérés en la limitant aux arriérés jugés perfectibles, de subordonner l'aide qu'on doit leur apporter à des questions de rentabilité et d'être motivés par des intérêts personnels. Royer, interne de Bourneville, qualifia la partie du *Guide* consacrée à Bicêtre de « note venimeuse » et de « fraude » et le *Guide* lui-même de « livre nuisible » (voir Gateaux-Mennecier, 1989).

Gustave Baguer (1858-1919), le directeur de l'Institut départemental des sourds-muets d'Asnières qui, tout comme Binet, avait joué un rôle actif dans la commission Bourgeois et continuera à jouer un rôle actif dans la promotion des classes de perfectionnement, était sur les positions de Bourneville et en conflit avec Binet. Il écrit à Ferdinand Buisson, qu'il sait pourtant lié à Binet, pour le dissuader d'insérer dans son *Nouveau Dictionnaire de pédagogie et d'instruction primaire* « les prétentieuses naïvetés » de Binet et les « inexactitudes haineuses » de son rapport sur Bicêtre. Il parlera du *Guide* comme « un certain livre sur les anormaux écrit trop hâtivement peut-être » et qui « provoqua dans le monde médical une émotion considérable » (Vial, p. 106). Il y avait aussi un conflit entre Binet et Baguer sur les apprentissages dont devaient bénéficier les sourds. Binet avait écrit que la méthode orale préconisée et appliqué par Baguer (et qui interdit l'apprentissage du langage des signes) était une faillite totale…

L'Échelle métrique et les psychologues de Villejuif

En 1905, la psychologie scientifique est peu développée. Elle s'organise en France autour de deux pôles : le laboratoire de la Sorbonne, fondé en 1889 et dirigé par Binet depuis 1894 et celui, plus dynamique, qu'Édouard Toulouse (1865-1947) à créé dès son arrivée à l'asile de Villejuif en 1897 (Il sera reconnu par l'EPHE en 1900). On aurait pu s'attendre à ce que Toulouse et ceux qui gravitent autour de lui se félicitent de l'apparition de l'Échelle métrique qui marque, semble-t-il, une avancée de cette psychologie objective et scientifique qu'ils cherchent aussi à promouvoir. Or, il n'en a rien été car Binet et Toulouse sont en concurrence et ils ont de sérieux désaccords scientifiques.

La Technique de psychologie expérimentale (voir Huteau, 2001 et 2002)

En 1904, soit un an avant la publication de l'Échelle métrique, Toulouse, Piéron et Vaschide publient la première édition de *Technique de psychologie expérimentale.* Cet ouvrage, qui paraît bien mal intitulé aujourd'hui, est un recueil de tests. La *Technique* est prévue d'abord pour être un outil de recherche, pour l'étude des relations entre le génie et la névropathie entre autres. Mais elle est prévue aussi pour être utilisée à des fins pratiques. Au moyen des techniques de la psychologie expérimentale, peut-on lire dans la *Technique,* « on pourra discerner ce qui caractérise l'individu propre à telle ou telle fonction... l'instruction des individus pourra être régie par des lois d'utilisation scientifiquement déterminées... et développer rationnellement les tendances utiles... La psychologie individuelle déterminera chez l'adolescent qui va devenir adulte, peut être même chez l'enfant, quel facteur social il pourra devenir pour le plus grand bien de lui-même et de la collectivité » (pp. 251-252).

Les objectifs de la technique sont plus ambitieux que ceux de l'Échelle métrique. Toulouse vise à l'exhaustivité. Il veut construire « un instrument systématique pour un examen total » (p. 3) et pense qu'il serait souhaitable de disposer d'un instrument universel, « un système de poids et mesures psychologiques » (p. 245).

Mais la différence entre les deux épreuves provient surtout de la rupture de Binet avec le point de vue associationniste, qui est un point de vue élémentariste, alors que Toulouse y reste fidèle. Tout à fait explicitement, la *Technique* repose sur les conceptions associationnistes : par association toutes les fonctions psychologiques découlent des sensations qui en sont les ingrédients de base. La *Technique* privilégie l'observation des sensations et de la mémoire qui occupe les deux tiers de l'ouvrage. Les fonctions supérieures sont bien présentes, mais elles occupent une place modeste : 8 pages sur l'attention, 12 sur l' « objectivation » (suggestibilité, mouvements volontaires), 20 pages sur les diverses formes d' « affinité », c'est-à-dire d'association : affinité discursive, créatrice, abstraction, jugement et observation, raisonnement. Comparées à celles qui sont données pour les sensations, les indications portant sur l'observation des processus supérieurs sont sommaires. Les auteurs ont bien conscience des limites des techniques qu'ils proposent, mais les développements qu'ils envisagent portent surtout sur les sensations et la mémoire.

La seconde édition de la *Technique*, cosignée par Toulouse et Piéron en 1911, et qui en fait est un ouvrage totalement différent du précédent, et beaucoup plus volumineux (près de 600 pages), puisqu'il ne propose plus seulement des techniques d'observation originales mais présente aussi une revue qui se veut complète des techniques d'observation disponibles. Toulouse et Piéron ont supprimé les développements sur la théorie associationniste, ils affirment l'importance de la clinique dans l'examen psychologique et déclarent avoir accordé « une importance toute spéciale » aux processus supérieurs. Mais pour ce qui est de l'exposé des techniques d'examen, les deux éditions de la *Technique* ont la même architecture : dans la seconde, 283 pages sont consacrées aux phénomènes sensoriels et 14 seulement aux phénomènes logiques (compréhension, jugement, raisonnement, découverte).

La Technique *et l'Échelle métrique*

Toulouse et ses collègues, comme Binet et Simon, insistent beaucoup sur la standardisation mais celle-ci porte surtout sur l'utilisation de nombreux appareils issus du laboratoire. Ceci rend les épreuves proposées peu praticables alors que l'Échelle métrique frappe par son apparente simplicité. La *Technique* est très technique !

Bizarrement, il n'est pas question d'étalonnages dans la *Technique* (il n'en sera pas non plus question dans la seconde édition, en 1911, qui pourtant contient des développements statistiques). On a le sentiment que les auteurs cherchent à définir le sujet par des propriétés intrinsèques. Ils ont bien conscience de la relativité des mesures brutes, mais ils ne considèrent pas qu'il faut situer les sujets les uns par rapport aux autres, ce que Binet, avec la notion d'âge mental, fait en 1908. Ils cherchent à définir des rapports entre les mesures et, pour eux, c'est la valeur de ces rapports qui caractérise les individus.

Tout à fait délibérément, le point de vue adopté est analytique et conduit à une vision morcelée du sujet. Toulouse, Piéron et Vaschide proposent bien des synthèses partielles avec la définition des types ; ils envisagent même de calculer une mesure unique qui serait « la valeur psychologique » du sujet, mais ils y renoncent. Ces considérations structurales sont peu développées.

Finalement, la *Technique* est très marquée par le point de vue associationniste. Toulouse est fortement conscient de la nécessité d'étudier les processus supérieurs, il a même le sentiment qu'il les étudie effectivement. Mais, prisonnier des conceptions associationnistes qui le ramènent constamment aux phénomènes élémentaires, il est très timide dans leur étude. Binet est beaucoup plus libre vis-à-vis de l'associationnisme et des théories en général. Son éclectisme l'a conduit à rechercher des signes de l'intelligence dans la sensibilité tactile, dans l'attention, dans la forme du crâne, dans celle de la main, dans l'écriture... Il considère qu'il est possible d'étudier les processus supérieurs directement, sans que l'étude des processus élémentaires soit un point de passage obligé. La différence essentielle entre les deux épreuves est la nature des processus pris en compte. Pour Binet, l'intelligence se définit exclusivement par les processus supérieurs. Son « organe fondamental » est le jugement. Le jugement, c'est « le bon sens pratique, l'initiative, la capacité de s'adapter. Bien juger, bien comprendre, bien raisonner, ce sont les ressorts essentiels de l'intelligence » (1905b, pp. 196-197). Binet critique les épreuves d'intelligence fondées sur l'observation de la mémoire ou de l'acuité sensorielle, ce qui vise particulièrement Toulouse.

Les désaccords entre Toulouse et Binet

Ils sont de trois types : Toulouse et Binet ne veulent pas promouvoir l'instrument concurrent ; il n'ont pas la même conception de la psychologie scientifique ; et enfin, nous l'avons vu, l'un est élémentariste tandis que l'autre est plutôt globaliste.

La concurrence d'abord. Toulouse et ses collaborateurs font la promotion de la *Technique* et reprochent à Binet de l'ignorer. En 1904, alors que la commission Bourgeois ne s'est pas encore réunie, dans un article non signé (Piéron est le responsable de la rédaction), intitulé « Psychologie et éducation », de la *Revue de Psychiatrie et de psychologie expérimentale* que Toulouse a fondée en 1897 et qu'il dirige, on fait l'éloge de la *Technique*, « que nous nous permettons de qualifier de travaillé, de sincère », et on propose son utilisation pour l'organisation des examens individuels dans les écoles. En 1910, Piéron reproche à Binet de ne citer que ses seules méthodes, c'est-à-dire de ne jamais parler de la *Technique*. Il est vrai que Binet, pendant longtemps, ne dit rien de la

Technique. En 1911, il procèdera, à une brève critique de la seconde édition. Après avoir signalé deux qualités de l'ouvrage, sa clarté et la place qu'il fait aux processus supérieurs (en réalité place toute relative), il note que la *Technique* a « quelque chose de vague, de flottant et même de suranné ». Toulouse ne parle pas beaucoup non plus de l'Échelle métrique. L'édition de 1911 de la *Technique* mentionne deux tests de Binet, une épreuve de rapidité motrice et une épreuve de suggestibilité motrice, mais l'Échelle métrique n'est pas mentionnée.

Toulouse et ses collaborateurs sont épistémologiquement réductionnistes. Ils pensent que Binet, en s'intéressant exclusivement aux processus supérieurs et en abandonnant de fait son laboratoire de la Sorbonne pour l'école de la rue de la Grange-aux-belles, s'éloigne de la méthode expérimentale et renonce à la psychologie scientifique. Dans la note précitée de la *Revue de Psychiatrie et de psychologie expérimentale* (1904), Binet est pris à partie et accusé de trahir la cause de la psychologie expérimentale : « … le laboratoire de Villejuif est maintenant le seul laboratoire de psychologie proprement expérimentale puisque, hors lui, on ne pratique plus que la psychopathologie d'observation, ce que les aliénistes font depuis un siècle, et que M. Binet prétend maintenant renoncer à la psychologie expérimentale et se borner à l'observation normale suivant des méthodes qui lui parurent à lui-même arriérées autrefois ! ».

Enfin, Toulouse reproche vivement à Binet l'aspect à son avis trop global de l'Échelle métrique. Elle n'a pas la précision des épreuves de laboratoire et elle ne permet pas de distinguer les propriétés intrinsèques des individus de leurs acquisitions. Voici comment il s'exprime, avec Mignard (1911), dans une discussion qui porte sur la distinction entre l'arriération mentale (ou démence) qui se caractérise par l'affaiblissement des fonctions intellectuelles et la confusion mentale (ou folie) qui concerne la capacité à les mettre en œuvre.

« Leur *niveau intellectuel* est une notion complexe où entrent la force du mécanisme, l'acquis et même les fonctions d'attention... Or, tout notre système tend à différencier ces éléments contre les préjugés qui ont tant retardé les progrès de la psychiatrie par la confusion des faits. Ils disent bien comme nous qu'il faut séparer la confusion de la démence, mais ils n'apportent pas de caractères distinctifs profonds, retombant sans cesse dans les errements dont ils cherchent manifestement à s'évader, confondant par exemple, chez les débiles mentaux l'instabilité (défaut de conduction) et le déficit des mécanismes... Leur méthode d'examen est tout aussi éloignée des nôtres ; elle repose sur l'acquis et tous nos efforts ont pour but de l'extirper de nos expériences ; il y a là une opposition absolue » (p. 285).

Ce débat fournit une excellente illustration du débat entre tendances élémentaristes et tendances globalistes en psychologie analysées par Maurice Reuchlin (1995).

L'Échelle métrique et les instituteurs

La Société libre pour l'étude psychologique de l'enfant voulait susciter des recherches auxquelles participeraient les instituteurs. Elle était assez bien implantée dans les Écoles normales. Sur ses 500 membres en 1904, on comptait 52 directeurs et professeurs d'École normale, 11 Écoles normales et 27 promotions d'élèves-maîtres et maîtresses[29] (Pinell, 1977). Dans d'assez nombreuses Écoles normales l'enseignement de la psychologie et de la psychopédagogie a été vraisemblablement influencé, certes modestement, par les travaux de psychologie et de pédagogie expérimentales publiés dans le *Bulletin* de la société. Or, ce *Bulletin* a publié de nombreux textes de Binet et a consacré un numéro spécial à la version de 1908 de l'échelle métrique.

L'action de la Société, devenue en 1917 Société Alfred Binet, ne se limitait pas à la publication du *Bulletin*. En 1926-27, par exemple, elle organise, « dans un but de propagande », des « séances de démonstrations des méthodes de la psychologie et de la pédagogie expérimentales ». L'une de ces séances porte sur « la mesure du niveau intellectuel par la méthode de Binet et Simon ». Ces séances ont été suivies par 3400 personnes. Simon, par ailleurs, donne des conférences dans les Écoles normales.

Cette influence de la Société Alfred Binet se prolongera après la guerre. En 1948-49, son *Bulletin* publie des « exercices pratiques de psychologie appliquée à la pédagogie » à destination des Écoles normales. L'une de ces séances est consacrée à l'Échelle métrique. Les élèves-maîtres sont invités à étudier l'épreuve, à assister à une démonstration, et

[29] 145 instituteurs et 50 directeurs et professeurs d'Ecoles primaires supérieures adhéraient à titre individuel et seulement 7 professeurs de lycée et 6 professeurs ou proviseurs ou principaux.

à l'appliquer à des élèves afin de déterminer à quelle catégorie ils appartiennent[30].

Nous avons recueilli plusieurs témoignages indiquant que le Binet-Simon, ou au moins quelques-uns de ses items, était montré aux élèves-maîtres dans les années 1930 et dans les années 1950. Bien que l'on ne dispose pas d'études systématiques sur l'histoire de la formation psychologique et psychopédagogique des élèves-maîtres, on peut penser que l'influence de l'Échelle métrique, tout en étant faible, n'a pas été négligeable.

Conclusion

S'il n'est pas exact d'affirmer, comme on le lit parfois, que l'Échelle métrique serait passée inaperçue, par contre, il est clair, à la différence de ce qui s'est passé aux États-Unis où elle a été accueillie avec enthousiasme, qu'elle a été très mal reçue en France. Elle a été peu utilisée, et certainement mal utilisée, jusqu'aux années 1960, pour le recrutement des élèves des classes de perfectionnement. Les médecins, dans leur grande majorité, lui ont été hostiles. Ce refus a deux origines. Il s'explique pour une part par le caractère novateur des méthodes d'observation proposées. Les médecins, habitués à utiliser leur intuition, n'acceptent pas que celle-ci soit mise en cause et sont rétifs à introduire un peu d'objectivité dans leurs diagnostics. Non seulement ils ne sont pas préparés à accepter l'Échelle métrique, mais tant leur formation que leur pratique les incitent à la rejeter. Par ailleurs, avec l'Échelle métrique on voit s'esquisser l'apparition de nouveaux spécialistes – les psychologues ou les psychopédagogues – qui sont perçus comme des concurrents potentiels par les médecins (et par les enseignants, mais à un degré bien moindre). Ceux-ci sont alors conduits à défendre leur territoire. Les psychologues expérimentaux, prisonniers de leurs attitudes réductionnistes, n'ont pas vu que l'Échelle métrique, en mettant au premier plan l'étude des processus supérieurs, conduisait à un véritable changement de problématique dans l'étude de l'intelligence. Ce n'est que très

[30] La Société Alfred Binet fournit des feuilles de niveau grand format pour les démonstrations collectives. Le test est commercialisé par la SLPE et la Société Alfred Binet jusqu'en 1951 (il sera édité en 1917, 1922, 1925, 1929, 1931, 1938 et 1946). À partir de cette date il sera édité par les Éditions Bourrelier (éditions en 1951, 1957 et 1959).

progressivement que l'on prendra conscience en France du caractère novateur de l'Échelle métrique.

Bibliographie

Binet, A. (1905). Information sur l'état des travaux de la commission Bourgeois. *Bulletin de la SLEPE,* n° 22, p. 616.

Binet, A. (1907). Les nouvelles classes de perfectionnement, *Bulletin de la SLEPE,* juillet-août, n° 28, 170-183.

Binet, A. (1909). *Les idées modernes sur les enfants*. Paris : Flammarion.

Binet, A. (1911). Toulouse et Piéron, Technique de psychologie expérimentale. *L'Année Psychologique, 17,* 491-492.

Binet, A. et Simon, T. (1905a). Sur la nécessité d'établir un diagnostic scientifique des états inférieurs d'intelligence. *L'Année Psychologique, 11,* 163-190. (Réédité sous forme d'ouvrage en édition *fac simile* avec le même titre à Paris chez L'Harmattan en 2004).

Binet, A. et Simon, T. (1905b). Méthodes nouvelles pour le diagnostic du niveau intellectuel des anormaux. *L'Année Psychologique, 11,* 191-244. (Réédité sous forme d'ouvrage en édition *fac simile* avec le même titre à Paris chez L'Harmattan en 2004).

Binet, A. et Simon, T. (1905c). Application des méthodes nouvelles au diagnostic du niveau intellectuel chez les enfants normaux et anormaux. *L'Année Psychologique, 11,* 245-336. (Réédité sous forme d'ouvrage en édition *fac simile* avec le même titre à Paris chez L'Harmattan en 2004).

Binet, A et Simon, T. (1907). *Les enfants anormaux. Guide pour l'admission des enfants anormaux dans les classes de perfectionnement.* Paris : Colin. (à paraître chez L'Harmattan en 2005).

Binet, A. et Simon, T. (1908). Le développement de l'intelligence chez les enfants. *Année psychologique, 14,* 1-94. (Réédité sous forme d'ouvrage en édition *fac simile* avec le même titre à Paris chez L'Harmattan en 2004).

Binet, A. et Simon, T. (1910). Sur la nécessité d'une méthode applicable au diagnostic des arriérés militaires. *Annales médico-psychologiques*, 1910, *68*, 123-136.

Binet, A., & Vaney, S. (1906). Le laboratoire de la Rue de la Grange-aux-belles. *Bulletin de la SLEPE*, octobre-novembre-décembre, n° 34, 10-24.

Chazal, E. (1907). Les *anormaux psychiques : contribution à l'étude de l'enfance anormale*. Paris : Maloine.

Cruchet, R. (1908). Les arriérés scolaires, *L'œuvre médico-chirurgicale*, n° 51.

Decroly, S.O., Degand, Mlle J. (1907). Le test de Binet et Simon pour la mesure de l'intelligence : contribution critique. *Archives de psychologie*, 6, 27-130.

Exercices pratiques de psychologie appliquée à la pédagogie (écoles normales). *Psychologie de l'enfant et pédagogie expérimentale. Société Alfred Binet*, 1926-27, n° 388.

Gateaux-Mennecier, J. (1989). *Bourneville. La médecine mentale et l'enfance*. Paris : L'Harmattan.

Gateaux-Mennecier, J. (1990). *La débilité légère. Une construction idéologique*. Paris : CNRS.

Huteau, M. (2001). Le débat Binet-Toulouse et les débuts de la psychologie différentielle en France (pp.23-42). In A. Flieller, C. Bocéréan, J.-L. Kop, E. Thiébaut, A.-M. Toniolo et J. Tournois, *Questions de psychologie différentielle*. Rennes : PUR.

Huteau, M. (2002). *Psychologie, psychiatrie et société sous la Troisième république. La biocratie d'Edouard Toulouse (1865-1947)*. Paris : L'Harmattan.

Philippe, J., & Paul-Boncourt, G. (1922). *Les anomalies mentales chez les écoliers*. Paris : Alcan (4ème édition).

Piéron, H. (1910). Les idées modernes sur les enfants, par Alfred Binet. *Revue de psychiatrie et de psychologie expérimentale, 14*, 103-106.

Pinell, P. (1977). L'école obligatoire et les recherches en psycho-pédagogie au début du XXe siècle. *Cahiers internationaux de sociologie, 63*, 341-362.

Psychologie et éducation (1904). *Revue de psychiatrie et de psychologie expérimentale, 8*, 480.

Reuchlin, M. (1995). *Totalités, éléments, structures en psychologie*. Paris : PUF.

Roca, J. (1992). *De la ségrégation à l'intégration. L'éducation des enfants inadaptés de 1909 à 1975*. Paris : CTNERHI.

Séances de démonstration des méthodes de la psychologie et de la pédagogie expérimentales. *Psychologie de l'enfant et pédagogie expérimentale. Société Alfred Binet*, 1927.

Simon, T. (1914). Nouvelles épreuves de niveau intellectuel. *Bulletin de la SLEPE*, avril-mai, n° 96, 140-154.

Simon, T. (1932). Méthode rapide de dépistage des arriérés intellectuels. *Psychologie de l'enfant et pédagogie expérimentale. Société Alfred Binet,* n° 280-281, octobre-novembre, p. 1.

Simon, T. (1936). Enfants anormaux. Dépistage. *Psychologie de l'enfant et pédagogie expérimentale. Société Alfred Binet,* n° 324-325 et 326-327 de juin-juillet et août-septembre.

Simonin, J. (1909). Essai des tests psychiques scolaires pour apprécier l'aptitude intellectuelle au service militaire. *Revue neurologique, 17*, n° 16, 1043-1048.

Travaux de la commission ministérielle pour les enfants anormaux. Conclusions de la commission, *Bulletin de SLEPE*, janvier 1906, n° 28, 57-64.

Toulouse, E., & Mignard, M. (1911). Les maladies mentales et l'autoconduction. *Revue de psychiatrie et de psychologie expérimentale, 15*, 262-312.

Toulouse, E., Vaschide, N., & Piéron, H. (1904). *Technique de psychologie expérimentale*. Paris : Doin.

Toulouse, E., & Piéron, H. (1911). *Technique de psychologie expérimentale de Toulouse, Vaschide et Piéron.* Paris : Doin.

Vaney, V. (1911). Les classes pour enfants arriérés. *Bulletin de la SLEPE*, n° 68 (spécial).

Vial, M. (1990). *Les enfants anormaux à l'école. Aux origines de l'éducation spécialisée 1882-1909*. Paris : Colin.

Vial, M., & Hugon, M.-A. (1997). *La commission Bourgeois* 1904-1905. Paris : CTNERHI.

Zazzo, R. (1966). *Nouvelle échelle métrique de l'intelligence, 1. Principes de construction et d'utilisation.* Paris : Colin.

ANNEXES

Les 13 « questions d'intelligence » du *Guide pour l'admission des enfants anormaux dans les classes de perfectionnement* (Binet et Simon, 1908).

7 ans

1. Quand on est en retard pour arriver à l'école, que faut-il faire ?
2. Lorsqu'on a manqué le train, que faut-il faire ?
3. Lorsqu'on est paresseux, et qu'on ne veut pas travailler, qu'est-ce qui arrive ?
4. Quand on est fatigué et que l'on n'a pas assez d'argent pour prendre l'omnibus, que faut-il faire ?

9 ans

5. Comment faire pour gagner dix sous dont on a besoin ?
6. Pourquoi est-il nécessaire de ne pas dépenser tout son argent et d'en mettre un peu de côté ?
7. Lorsqu'on a cassé un objet qui ne vous appartient pas, que faut-il faire ?
8. Lorsqu'on a été frappé par un camarade, sans qu'il le fît exprès, que faut-il faire ?
9. Lorsqu'on a besoin d'un bon conseil, que faut-il faire ?

11 ans

10. Avant de prendre partie dans une affaire importante, que faut-il faire ?
11. Pourquoi pardonne-t-on plutôt une mauvaise action exécutée avec colère qu'une mauvaise action exécutée sans colère ?
12. Si on vous demande votre avis sur une personne que vous ne connaissez pas, que faut-il faire ?
13. Pourquoi doit-on juger une personne d'après ses actes plutôt que d'après ses paroles ?

Les 30 items de l'Échelle métrique de 1905 (Binet et Simon, 1905b)

1. Le regard. Mouvement de la tête ou des yeux pour suivre le déplacement lent d'une allumette enflammée.
2. La préhension provoquée par une excitation tactile.
3. la préhension provoquée par une perception visuelle.
4. La connaissance de l'aliment (discriminer entre chocolat et cube de bois).
5. Recherche de l'aliment compliquée par une difficulté mécanique.
6. Exécution d'ordres simples (s'asseoir, ramasser un objet) et imitation de gestes simples (frapper les mains, lever les bras, etc.).
7. Connaissance verbale des objets (désigner des parties du corps, montrer des objets familiers : ficelle, tasse, clef).
8. Connaissance verbale des images (désigner des objets sur une gravure).
9. Nomination des objets désignés (épreuve inverse de la précédente).
10. Comparaison de deux lignes de longueur différente.
11. Répétition de trois chiffres.
12. Comparaison de deux poids.
13. Suggestibilité (dont le test des lignes).
14. Définition (maison, cheval, fourchette, maman).
15. Répétition de phrases composées de 15 mots.
16. Différences entre objets de souvenir (papier-carton, papillon-mouche, bois-verre).
17. Exercice de mémoire sur des images après 30 sec. d'exposition.
18. Deux dessins de mémoire.
19. Répétition immédiate de chiffres.
20. Ressemblance entre plusieurs objets de souvenir.
21. Comparaison de longueur.
22. Mise en ordre de cinq poids.
23. Lacune de poids (lorsque l'épreuve précédente est réussie on enlève un poids, le sujet doit deviner lequel).
24. Trouver des mots qui riment avec obéissance.
25. Exercices à trous : lacunes verbales.
26. Faire une phrase avec trois mots.
27. Réponse à une question abstraite (Lorsque… que faut-il faire ?)
28. Inversion des aiguilles d'une montre.
29. Deviner la découpe d'une feuille de papier pliée en quatre.
30. Définition de termes abstraits (différence entre estime et amitié, ennui et chagrin).

Les 25 questions abstraites de l'Échelle métrique (Binet et Simon, 1905c)

1. Quand on a sommeil, que faut-il faire ?
2. Quant il fait froid, que faut-il faire ?
3. Quand on est en retard pour arriver à l'école, que faut-il faire ?
4. Quand on s'aperçoit qu'il pleut au moment où l'on va sortir, que faut-il faire ?
5. Quand on est fatigué, et qu'on n'a pas assez d'argent pour prendre l'omnibus, que faut-il faire ?
6. Lorsqu'on a manqué le train, que faut-il faire ?
7. Lorsqu'on a cassé un objet qui ne vous appartient pas, que faut-il faire ?
8. Lorsqu'on s'aperçoit qu'un cahier vous a été volé, que faut-il faire ?
9. Quand il y a le feu à la maison, que faut-il faire ?
10. Lorsqu'on a été frappé par un camarade sans qu'il le fît exprès, que faut-il faire ?
11. Lorsqu'on a besoin d'un bon conseil, que faut-il faire ?
12. Lorsqu'on est paresseux, et qu'on ne veut pas travailler, qu'est-ce qui arrive ?
13. Pourquoi est-il nécessaire de ne pas dépenser tout son argent et d'en mettre un peu de côté ?
14. Lorsqu'on a reçu une punition que l'on ne méritait pas, que faut-il faire ?
15. Avant de prendre partie dans une affaire importante, que faut-il faire ?
16. Comment faire pour gagner 10 sous dont on a besoin ?
17. Quand une personne vous a offensé, et vient vous dire tous ses regrets, que faut-il faire ?
18. Si l'on vous demande votre avis sur une personne que vous connaissez peu, que faut-il faire ?
19. Quand deux personnes discutent sur une question sans s'être entendues sur les mots, qu'arrive-il ?

20. Lorsqu'une personne vous contredit toujours, quoi que vous disiez, que faut-il faire ?
21. Pourquoi doit-on juger une personne d'après ses actes que d'après ses paroles ?
22. Pourquoi pardonne-t-on plutôt une mauvaise action exécutée avec colère qu'une mauvaise action exécutée sans colère ?
23. Pourquoi vaut-il mieux continuer avec persévérance ce qu'on a commencé que de l'abandonner pour commencer autre chose ?
24. Pourquoi ne doit-on pas reprocher à une personne le service qu'on lui a rendu ?
25. Que doit-on faire lorsqu'on a commis une mauvaise action irréparable ?

Les questions de compréhension dans la version de 1908 de l'Échelle métrique (Binet et Simon, 1908)

Première série de trois questions faciles :

1. Lorsqu'on a manqué le train, que faut-il faire ?
2. Lorsqu'on a été frappé par un camarade, sans qu'il l'ait fait exprès, que faut-il faire ?
3. Lorsqu'on a cassé un objet qui ne vous appartient pas, que faut-il faire ?

Seconde série de cinq questions plus difficiles :

1. Quand on est en retard pour aller à l'école, que faut-il faire ?
2. Avant de prendre partie dans une affaire importante, que faut-il faire ?
3. Pourquoi pardonne-t-on plutôt une mauvaise action exécutée avec colère qu'une mauvaise action exécutée sans colère ?
4. Si l'on vous demande votre avis sur une personne que vous ne connaissez pas, que faut-il faire ?
5. Pourquoi doit-on juger une personne d'après ses actes plutôt que d'après ses paroles ?

Les enfants de 10 ans réussissent toutes les questions de la première série ; seulement la moitié d'entre eux réussissent celles de la seconde série.

L'EVOLUTION DU CONCEPT D'INTELLIGENCE DEPUIS BINET

Jacques LAUTREY[31]

Introduction

Les idées qui ont guidé la construction de l'Échelle métrique donnent un aperçu de la représentation que Binet se faisait de l'intelligence à ce moment-là. Contrairement à la plupart de ses contemporains, qui pensaient pouvoir évaluer l'intelligence en mesurant l'efficience des processus sensoriels – les seuls processus psychologiques que l'on savait mesurer à l'époque - Binet était persuadé que la mesure devait porter prioritairement sur les activités mentales supérieures. Il a varié dans la liste de ces activités mentales mais toutes se situaient à un niveau élevé d'intégration des informations : la mémoire, l'imagination, l'attention, la faculté de comprendre (Binet et Henri, 1895) ; le bon sens, le sens pratique, l'initiative, la faculté de s'adapter (Binet et Simon, 1905) ; la compréhension, l'invention, la direction, la censure (Binet, 1911). Ce choix faisait évidemment problème car si on savait à l'époque mesurer les seuils sensoriels, on ne voyait par contre pas du tout comment mesurer objectivement des processus mentaux aussi généraux.

Une autre idée importante, celle qui a précisément permis à Binet de surmonter cet obstacle, était de s'appuyer sur les différences pour fonder la mesure. Ce sont d'abord les comparaisons entre les personnes

---

[31] Professeur émérite de psychologie différentielle à l'Institut de Psychologie (Université René Descartes – Paris V). Laboratoire Cognition et Développement, UMR CNRS 8605, Université de Paris V.

considérées comme normalement intelligentes et celles considérées comme retardées mentales, qui ont permis de définir les niveaux d'intelligence distingués dans l'échelle publiée en 1905. Ce sont ensuite les comparaisons entre enfants non retardés d'âges différents qui ont permis d'affiner ces degrés d'intelligence dans l'échelle publiée en 1908. L'échelle des âges auxquels les différents problèmes ou items étaient normalement réussis permettait d'en définir le « niveau mental », autrement dit le niveau de complexité cognitive. L'ordre des niveaux de complexité des items permettait à son tour d'ordonner les sujets, y compris à âge chronologique constant, en fonction du « niveau mental » des items réussis. Ce sont donc les différences entre individus qui fournissaient le principe de la « mesure » de l'intelligence et Binet était parfaitement conscient que cette mesure se situait au niveau ordinal : « *Le mot mesure n'est pas pris ici au sens mathématique : il n'indique pas le nombre de fois qu'une quantité est contenue dans une autre. L'idée de mesure se ramène pour nous à celle de classement hiérarchique* » (Binet, 1911, p. 135).

Une troisième idée qui a joué un rôle important dans la genèse de l'échelle métrique est celle qui faisait de l'intelligence la résultante des différentes activités mentales dont l'échelle tentait de mesurer, au sens précisé plus haut, le niveau de développement. C'est ce qui, dans l'esprit de Binet, justifiait l'addition des mois d'âge mental attribués aux différents items : « *un test particulier, isolé de tout le reste, ne vaut pas grand chose... ce qui donne une force démonstrative, c'est un faisceau de tests, un ensemble dont on conserve la physionomie moyenne* ». Chaque item, quel qu'il soit, était crédité d'un certain nombre de mois et l'âge mental était calculé en ajoutant tous les mois correspondants aux items réussis.

La représentation de l'intelligence qui sous-tendait le premier test destiné à la mesurer était donc celle d'une caractéristique globale, unitaire, évaluée en prenant la résultante - plus précisément la moyenne non pondérée - des performances dans des activités mentales supérieures aussi variées que possible.

Trois grands courants de recherche ont contribué par la suite à faire évoluer le concept d'intelligence qui sous-tendait l'échelle métrique. Le premier est le courant psychométrique qui, en appliquant les méthodes d'analyse factorielle à l'étude des différences de performance dans les tests d'intelligence, a conduit à fractionner le concept. Le second courant est celui qu'a engendré la théorie de Piaget. Alors que les échelles d'intelligence et les tests factoriels restaient focalisés sur les performances, le courant piagétien a mis l'accent sur les opérations mentales responsables de la transformation des représentations et sur l'évolution de la structure de ces opérations au cours du développement. Dans le cadre de ce courant théorique, l'objectif de l'évaluation n'était plus de situer la performance d'un individu par rapport à celles observées dans un échantillon de référence, mais d'identifier la structure opératoire sous-jacente à cette performance. Le troisième courant est celui qui s'est inspiré des théories du traitement de l'information pour modéliser les activités mentales. Alors que la formalisation des structures opératoires par lesquelles Piaget a caractérisé chacun des stades du développement cognitif était atemporelle, les modèles du traitement de l'information ont de leur côté cherché à décrire le déroulement, en temps réel, des processus de transformation que subit l'information au cours de l'activité mentale.

Chacun de ces courants de recherche a contribué à l'évolution du concept d'intelligence et de son opérationnalisation. Nous nous limiterons ici à l'examen des contributions de deux de ces courants : celle du courant factorialiste au fractionnement du concept d'intelligence et celle de la psychologie cognitive à l'identification des processus mentaux caractéristiques de l'intelligence.

Le fractionnement du concept d'intelligence.

À un an près, le centenaire du Binet-Simon est aussi celui de l'article de Spearman (1904) posant les bases de la méthode d'analyse factorielle et introduisant le concept de facteur général d'intelligence (facteur g). En entreprenant l'expérience dont cet article rendait compte, l'objectif de Spearman n'était pas d'inventer l'analyse factorielle, mais de questionner ce que nous appellerions aujourd'hui la validité écologique des tâches de discrimination sensorielle. La question qui le tourmentait était de savoir si les processus de discrimination sensorielle, qui étaient l'objet d'étude privilégié de la psychologie expérimentale naissante - et que lui-même étudiait dans le cadre de la thèse qu'il préparait dans le laboratoire de Wundt - avaient un quelconque rapport avec les activités généralement considérées comme intelligentes, par exemple les apprentissages scolaires. C'est la raison pour laquelle il avait administré des épreuves de discrimination sensorielle à des élèves dont il avait aussi recueilli les notes dans différentes matières scolaires. Les corrélations substantielles qu'il trouvait entre les épreuves de discrimination sensorielle d'une part, entre les épreuves scolaires d'autre part, et surtout entre les premières et les secondes, l'avaient amené à conclure à l'existence d'un facteur général d'efficience sous-jacent à l'ensemble de ces activités. Il interprétait ce facteur comme correspondant à l'intelligence et présentait l'analyse factorielle, dont il venait de poser les bases, comme la méthode permettant d'isoler et de mesurer objectivement cette fonction.

Une intelligence

Ce qui nous intéresse ici est qu'au-delà des différences importantes dans la technique de mesure de l'intelligence, le facteur général extrait par Spearman, tout comme l'âge mental calculé par Binet, étaient censés mesurer une intelligence globale, unitaire. Il y avait certes quelques différences importantes dans la représentation de l'intelligence que véhiculaient ces deux techniques de mesure. Pour Binet, seules les activités mentales supérieures faisaient véritablement appel à l'intelligence, alors que pour Spearman, celle-ci intervenait également dans les activités mentales plus élémentaires, comme la discrimination sensorielle (c'est du moins ce qu'il pensait avoir montré dans l'expérience décrite plus haut). Une autre différence substantielle était que pour Binet toutes les tâches complexes faisaient appel à l'intelligence au même degré (tous les items réussis étaient sommés avec un poids égal dans le calcul de l'âge mental), tandis que la technique de Spearman lui permettait de montrer que les différentes tâches soumises à l'analyse avaient des saturations variables dans le facteur général.

Des intelligences

Le dogme de l'intelligence unitaire a commencé à être sérieusement ébranlé lorsque Thurstone a proposé une nouvelle méthode d'analyse factorielle, dite multiple (Thurstone, 1931), dont l'objectif était d'aboutir à une structure factorielle aussi « simple » que possible. Dans son langage, une structure simple était une structure dans laquelle chaque groupe de variables plus corrélées entre elles qu'avec les autres était représenté par son propre facteur commun de variation. En appliquant cette procédure à l'analyse factorielle des corrélations entre les scores d'un échantillon important de sujets (240 étudiants volontaires) qui avaient passé un grand nombre de tests mentaux (57 tests variés, dont beaucoup mis au point pour l'occasion), Thurstone ne trouvait pas de facteur général d'intelligence, mais une douzaine de facteurs indépendants dont sept étaient interprétables (Thurstone, 1938). Trois de ces sept facteurs étaient interprétés en référence au contenu des tests qu'ils saturaient (Verbal, Numérique, ou Spatial), trois autres en référence aux fonctions mises en œuvre (Mémoire, Induction et Déduction[32]), et le dernier en référence à la fois à un contenu et un processus (Fluidité Verbale). Thurstone considérait que ces facteurs correspondaient à des « aptitudes primaires » et, selon lui, la structure simple à laquelle il aboutissait démontrait que ces différentes aptitudes étaient indépendantes.

La controverse entre Spearman et Thurstone sur le caractère unitaire ou multiple de l'intelligence a marqué le début d'un débat qui dure encore : existe-t-il une forme unique d'intelligence, à l'œuvre dans toutes les tâches cognitives, ou plusieurs formes d'intelligence indépendantes dont chacune est spécifique à un domaine de compétence ? Il a fallu quelque temps à Spearman et Thurstone, ainsi qu'à leurs partisans respectifs, pour réaliser, puis admettre, que l'existence d'un facteur général et celle de facteurs plus spécifiques à des domaines n'étaient pas contradictoires. La solution de la contradiction apparente a été trouvée en élaborant des modèles factoriels hiérarchiques (Horn et Cattell, 1966 ; Vernon, 1950). Contrairement à ce que pensait Thurstone, du moins au début de ses travaux, les facteurs correspondant aux aptitudes primaires sont en général corrélés entre eux. Par conséquent, il est possible de faire une analyse factorielle de ces facteurs primaires et d'extraire un facteur général rendant compte de la part de variance qui est commune à tous les tests. Dans ce modèle hiérarchique, la variance des scores dans les tests peut donc être fractionnée en plusieurs parts : une part de variance correspondant à un facteur général et des parts de variance correspondant à des facteurs spécifiques à des domaines.

---

[32] Thurstone a dénommé ce facteur « Relations Verbales », mais l'inspection des tests les plus saturés conduit aujourd'hui à l'interpréter comme un facteur commun aux tests de raisonnement axés sur la déduction.

Un modèle hiérarchique des facteurs de l'intelligence

Avant d'aller plus loin, il faut dire un mot des raisons pour lesquelles tant de désaccords ont pu avoir lieu sur la structure factorielle de l'intelligence. Une première raison tient à ce que la structure trouvée dépend en partie de la méthode d'analyse adoptée. Or les chercheurs n'ont pas toujours utilisé les mêmes méthodes d'analyse factorielle et, surtout, n'ont compris que progressivement les relations entre ces différentes méthodes. C'est évidemment une des raisons du désaccord entre Spearman et Thurstone. Mais une seconde raison, moins évidente celle-ci, est que les facteurs dépendent aussi de l'échantillonnage des tests d'une part et de l'échantillonnage des sujets qui ont passé ces tests d'autre part. Il n'y a aucune chance de trouver un facteur spatial, par exemple, si la batterie de tests sur laquelle porte l'analyse ne comporte pas d'épreuve spatiale ou n'en comporte qu'une. Tout comme il y a peu de chances de trouver un facteur général si tous les sujets sur lesquels portent l'analyse sont d'un niveau intellectuel équivalent. Il serait facile de solutionner les désaccords liés aux problèmes d'échantillonnage des situations si l'on disposait d'une théorie qui permette de faire la liste exhaustive des types de situations qui font appel à l'intelligence. Comme tel n'est pas le cas, le choix des épreuves incluses dans une analyse factorielle est toujours empirique et varie beaucoup entre les études.

Malgré ces difficultés, un consensus assez général s'est fait, dans la période récente, autour du modèle proposé par Carroll (1993). En ré-analysant, avec une même méthode, les données de 467 analyses factorielles de tests d'intelligence disponibles dans la littérature, Carroll a montré que toutes étaient compatibles avec une même structure factorielle générale. En appliquant une méthode unique à toutes ces données et en intégrant un vaste ensemble d'échantillons de tests et de sujets, on peut penser que Carroll a neutralisé une partie des problèmes de méthode et d'échantillonnage signalés plus haut, mais une partie seulement car même si cette approche lui a permis d'élargir considérablement l'échantillon des tests pris en compte rien ne permet de dire que ceux-ci forment un échantillon représentatif de l'univers des tests d'intelligence possibles.

En gardant ces limites en tête, venons-en maintenant à la description de la structure factorielle dans laquelle Carroll a pu intégrer toutes les données qu'il a ré-analysées. Il s'agit d'une structure hiérarchique composée de trois strates. La première strate, qui constitue la base de la pyramide, est composée d'une quarantaine de facteurs primaires, qui correspondent à des domaines trop spécifiques pour être détaillés ici. Comme ces facteurs primaires entretiennent des corrélations - variables - entre eux, une analyse de second ordre (c'est-à-dire une analyse factorielle de ces facteurs primaires) permet d'extraire une seconde strate de huit facteurs qui rendent compte des parts de variance communes à des groupes de facteurs primaires. Puis, comme ces huit grands facteurs d'ordre 2 s'avèrent aussi corrélés entre eux, une analyse de troisième ordre permet d'extraire, au niveau de la troisième strate, un unique facteur général. Après orthogonalisation des facteurs extraits dans ces trois strates de l'analyse, la variance observée dans les scores à un test d'intelligence peut être fractionnée en quatre parties distinctes : une partie qui est spécifique à ce test, et n'est donc pas très intéressante pour notre propos, une partie qui est commune à ce test et à un petit groupe d'autres tests couvrant le même champ étroit, par exemple le petit groupe des tests de rotation mentale (strate I) ; une partie commune à ce test et à un large ensemble de tests qui couvrent le même domaine de la cognition, par exemple, tous les tests d'aptitude spatiale (strate II) ; enfin, une partie de la variance commune à tous les tests d'intelligence, du moins à tous ceux qui ont été inclus dans les études ré-analysées par Carroll (strate III).

Dans ce modèle hiérarchique, les huit facteurs de la strate II ont été interprétés par Carroll comme correspondant respectivement à l'intelligence fluide (qui s'appuie sur les mécanismes bruts d'inférence), l'intelligence cristallisée (qui s'appuie surtout sur l'organisation conceptuelle et les connaissances), la mémoire et l'apprentissage, la représentation visuo-spatiale, la représentation auditive, la capacité de récupération de l'information en mémoire à long terme (telle qu'elle est sollicitée dans les tests de fluidité verbale et de créativité), la rapidité cognitive, et la vitesse de traitement (telle qu'elle est évaluée dans les tâches de temps de réaction).

Même si ce modèle est assez largement accepté, il n'est pas exempt de défauts. Au niveau de la strate II, l'interprétation des facteurs mêle des domaines définis par les processus (intelligence fluide, intelligence cristallisée, mémoire, récupération en mémoire à long terme) avec des domaines définis par les formats de perception et de représentation (visuo-spatial, auditif) et des domaines définis par la nature de la performance (rapidité cognitive, vitesse de traitement). Par ailleurs, le facteur d'intelligence cristallisée ne sature, au niveau de la strate I, que des facteurs primaires du domaine verbal, de telle sorte que les aspects de processus et ceux de contenu y sont ici confondus. Pour dissocier ces deux aspects, il aurait fallu que les épreuves d'intelligence cristallisée aient été choisies avec une méthode d'échantillonnage systématique, guidée par des hypothèses explicites sur les caractéristiques des items introduits dans l'analyse.

Une telle démarche a été adoptée par un groupe de chercheurs allemands qui, à la suite de Jäger (1984), ont contribué à l'élaboration du « Berlin Model of Intelligence Structure ». Comme Carroll, Jäger pensait que les désaccords sur la structure de l'intelligence venaient des différences dans l'échantillonnage des tests. Il a pour sa part entrepris l'inventaire des tests existants – environ 2000 à l'époque – et a constitué, à partir de l'examen des caractéristiques de cet ensemble de tests, un échantillon plus réduit (191 tests) qui en soit représentatif. Ces 191 tests ont été ensuite administrés à un échantillon de collégiens de Berlin. Pour l'analyse des données ainsi recueillies, Jäger a adopté l'approche en facettes[33], proposée à l'origine par Guttman (1954). Celle-ci consiste, dans un premier temps, à spécifier les attributs hypothétiques sur lesquels le chercheur s'appuie pour catégoriser les tests qu'il échantillonne et à construire un plan de recueil et de traitement des données croisant systématiquement ces attributs. Un des avantages de cette approche est de fournir un modèle testable de la structure hypothétique des données, un autre est d'assurer un échantillonnage équilibré des tests qui sont soumis à l'analyse factorielle. En s'appuyant sur les méthodes d'analyse factorielle confirmatoire, Jäger et ses successeurs ont ainsi pu montrer que la structure du modèle de Berlin s'ajustait bien aux données. Ce modèle factoriel comporte 12 facettes, définies par le croisement de quatre dimensions relatives aux opérations de traitement requises par les tests et de trois dimensions relatives aux contenus sur lesquels portent ces opérations (cf. Süss et Beauducel, à paraître). Les quatre opérations sont la capacité de traitement (parfois appelée aussi raisonnement), la créativité, la mémoire et la vitesse. Les trois contenus correspondent aux formats de représentation des informations : verbal, numérique, ou spatial. Il s'agit d'un modèle hiérarchique dans lequel les sept grands facteurs de groupe (les quatre facteurs d'opérations et les quatre facteurs de contenu) corrèlent entre eux et où un facteur général rend compte de

---

[33] Pour un exposé en langue française sur l'approche en facettes, voir Dickes et al. (1994).

cette variance commune. Dans le cadre de ce modèle, la variance des performances dans un test d'intelligence peut donc être fractionnée en quatre parties, une partie spécifique au test, une partie correspondant au format sous lequel l'information est présentée, une partie correspondant à l'opération mentale par laquelle cette information est transformée, et une partie correspondant au facteur général.

Le modèle de Berlin et celui de Carroll ont beaucoup de ressemblances. Tous deux comportent un facteur général à l'étage supérieur. À l'étage des grands facteurs de groupe, on trouve dans l'un et l'autre modèle des facteurs plutôt relatifs aux processus et des facteurs plutôt relatifs au format des représentations. Concernant les premiers, il existe dans les deux cas un facteur de mémoire et un facteur de vitesse cognitive, quant à ceux de capacité cognitive et de créativité, qui paraissent spécifiques au modèle de Berlin, ils correspondent en fait respectivement à ceux d'intelligence fluide et de récupération en mémoire à long terme dans celui de Carroll. Concernant les facteurs relatifs aux formats de représentation, on trouve dans les deux cas un facteur visuo-spatial et si les deux autres facteurs de contenu, verbal et numérique, n'apparaissent pas dans la strate II du modèle de Carroll, c'est sans doute parce qu'ils y sont masqués par les facteurs relatifs aux processus : les tâches saturées par le facteur d'intelligence cristallisée sont toutes de nature verbale et beaucoup de tâches saturées par le facteur de vitesse cognitive sont numériques. C'est précisément cet inconvénient que permet d'éviter l'approche en facettes.

Les modèles actuels de la structure factorielle de l'intelligence sont encore très empiriques et ne peuvent prétendre inclure l'ensemble des dimensions possibles de l'intelligence humaine. Néanmoins, au-delà des variations dues aux différences dans l'échantillonnage des tests et dans la méthode d'analyse, ces modèles ne correspondent ni à l'intelligence globale et unitaire telle que l'envisageaient Binet et Spearman, ni à des aptitudes indépendantes, telles que Thurstone se les représentait. Ils intègrent en fait dans une même structure ces deux vues considérées un temps comme contradictoires. Il est donc possible de distinguer des formes d'intelligence différentes, relativement spécifiques au format sous lequel l'information est représentée et au type de processus cognitif qui opère sur ces représentations, mais il faut aussi admettre qu'intervient en même temps un aspect de l'intelligence qui est commun à toutes les tâches cognitives complexes, du moins à toutes celles que l'on a jusqu'ici pensé à inclure dans les tests d'intelligence.

Identification des processus mentaux caractéristiques de l'intelligence

Quels processus mentaux sous-tendent ces différents facteurs de l'intelligence ? L'approche psychométrique classique, qui s'appuie sur l'analyse des différences de performance dans les tests, n'a longtemps pu apporter aucune réponse consistante à cette question. Cette situation a changé avec le développement de la psychologie cognitive qui a fourni des modèles du traitement de l'information et des méthodes d'objectivation des processus mentaux (par exemple, la chronométrie mentale, la simulation, l'analyse des mouvements du regard, etc.). Cette évolution des modèles et des méthodes a donné naissance, vers la fin des années soixante-dix, à un courant de recherche qui s'est appuyé sur la psychologie cognitive pour analyser les processus mentaux sous-jacents aux performances dans les tests d'intelligence. Un des objectifs de la *psychométrie cognitive*, qui s'est ainsi constituée en articulant la psychométrie avec la psychologie cognitive, a précisément été d'identifier les processus mentaux susceptibles de rendre compte des facteurs de l'intelligence (voir Huteau et Lautrey, 1999, chapitre 8, pour revue).

L'exposé se limitera ici à quelques exemples de travaux qui ont été consacrés à l'identification des processus sous-jacents au facteur général d'intelligence (facteur g). Une partie de ces travaux en ont cherché l'origine dans les différences d'efficience de processus très élémentaires de traitement de l'information. Dans la mesure où ces travaux ont selon nous abouti à une impasse (cf. Lautrey, 1996 ; à paraître), nous n'en reprendrons pas ici l'exposé. Il a paru préférable de consacrer la place limitée dont nous disposons à des travaux qui paraissent plus prometteurs, ceux qui cherchent l'explication du facteur g du côté des processus exécutifs[34].

Trois courants de recherche, qui s'appuient pourtant sur des méthodes assez différentes, aboutissent en effet à des conclusions convergentes sur l'implication des processus exécutifs, en particulier de la

---

[34] On appelle « exécutifs » les processus impliqués dans la supervision du fonctionnement cognitif, par exemple les processus en jeu dans la planification du déroulement des activités cognitives, dans le contrôle de ce déroulement, dans la gestion des ressources attentionnelles nécessaires pour maintenir l'activation des informations pertinentes et inhiber celle des informations interférentes.

mémoire de travail. Le premier s'appuie sur l'analyse, en temps réel du processus de résolution des tests fortement saturés en facteur g. Le second s'appuie sur les méthodes de modélisation structurale pour analyser les relations entre les processus exécutifs et le facteur g. Le troisième s'appuie sur les méthodes de neuro-imagerie pour identifier les aires cérébrales recrutées lors de la résolution de tests d'intelligence.

Avant d'illustrer chacun de ces courants par un exemple, il faut préciser que les tests employés dans ces recherches sont des tests de raisonnement inductif dans lesquels la tâche du sujet est de découvrir la règle, par exemple la loi de série ou la propriété commune, qui organise un ensemble d'éléments. Les tests de ce type sont en effet parmi les plus saturés par le facteur g[35].

L'analyse du processus de résolution des Matrices Progressives de Raven.

Le test des Matrices Progressives de Raven (Raven, Raven & Court, 1998) est un des plus saturés en facteur g. Les items de cette épreuve sont des matrices carrées, comportant en général 3 lignes et 3 colonnes, dont les intersections définissent 9 cases. Chacune de ces cases comporte une figure, à l'exception de la dernière, à l'intersection de la troisième ligne et de la troisième colonne, qui est vide. La tâche du sujet est de trouver la figure manquante, et pour cela il lui faut inférer les règles qui organisent la progression des figures en ligne et en colonne dans la matrice. Les items sont de difficulté croissante, le degré de difficulté étant déterminé pour une bonne part par le nombre de règles qui organisent la matrice et le nombre d'attributs (forme, orientation, type de remplissage, etc..) par lesquels les figures peuvent être caractérisées.

Carpenter, Just et Shell (1990) ont analysé les processus à l'œuvre dans la résolution de ce test avec un large ensemble de méthodes incluant la chronométrie mentale, la simulation, l'analyse des mouvements du regard, des erreurs, et des verbalisations. L'analyse des mouvements du regard a permis d'observer la succession des

---

[35] Ils sont aussi les plus saturés par le facteur qui, dans le modèle de Carroll est celui d'intelligence fluide. Du fait de la forte intersection entre les parts de variance qu'ils expliquent, ces deux facteurs se recouvrent en grande partie (cf. Gustaffson, 1984). Selon les études, les tests de raisonnement inductif sont considérés soit comme des tests de facteur général soit comme des tests d'intelligence fluide. Pour simplifier les choses, nous les considérerons ici comme des tests de facteur g.

comparaisons que font les sujets entre les différentes figures de la matrice. Elle a montré que les figures appartenant à une même ligne de la matrice, puis à des lignes successives, étaient comparées deux à deux au cours de plusieurs dizaines de centrations très rapides, de l'ordre que quelques centaines de millisecondes chacune. Les expérimentateurs demandaient par ailleurs aux sujets de réfléchir à voix haute tout en résolvant les items. L'analyse de ces verbalisations a de son côté permis de repérer à quel moment une règle était découverte et quelles comparaisons l'avaient précédée. Elle a aussi montré que ces règles étaient énoncées une seule à la fois et séparées par de longs intervalles de silence.

L'analyse conjointe de ces deux sortes d'informations, les unes relatives à des traitements très rapides, inaccessibles à la conscience, les autres relatives à des traitements plus lents, conscients et verbalisables, a permis de mettre à jour quelques caractéristiques intéressantes du processus de résolution. Elle a notamment fait ressortir le caractère incrémentiel de la découverte des règles qui organisent la matrice. Les sujets procèdent en décomposant le problème en sous-problèmes, eux-mêmes décomposés en multiples sous-sous problèmes. Du fait de cette décomposition, la capacité de trouver la solution dépend beaucoup de la capacité de planifier et de contrôler l'enchaînement les buts et sous-buts à atteindre.

La simulation des protocoles a confirmé l'importance du processus de planification des buts et sous-buts. Pour parvenir à simuler les protocoles des sujets les plus performants, les auteurs ont en effet dû ajouter au programme de simulation des protocoles dont le niveau de performance était seulement moyen, un ensemble très conséquent de règles de production renforçant la planification et la gestion des buts et sous-buts.

Ces observations ont amené Carpenter, Just et Shell à conclure que le test des Matrices Progressives de Raven mesure trois aptitudes fondamentales : 1° décomposer un problème en petites unités et extraire des régularités de ces petites unités par itérations successives ; 2° gérer les nombreux buts et sous-buts engendrés par cette décomposition, 3° former, à partir des régularités découvertes, des abstractions d'un niveau de généralisation suffisamment élevé. La seconde de ces aptitudes repose en bonne partie sur la capacité de la mémoire de travail. Telle qu'elle est décrite dans cette recherche, la résolution du test de Raven suppose en effet que les sujets soient capables d'effectuer le traitement du sous-problème en cours tout en maintenant activés à la fois les résultats des sous-problèmes déjà résolus et les buts restant encore à atteindre. Cette capacité à gérer simultanément les opérations de traitement et de stockage est la fonction classiquement dévolue à la mémoire de travail.

Les relations entre la capacité de la mémoire de travail et le facteur g.

La relation entre la capacité de la mémoire de travail et la performance dans les tests de facteur général a aussi été mise en évidence par les méthodes de modélisation structurale. La première recherche à avoir montré l'importance de ce lien est celle de Kyllonnen et Christal (1990). Ces auteurs ont réalisé plusieurs expériences dans lesquelles de larges échantillons de sujets ont passé des épreuves variées de mémoire de travail et des tests variés de raisonnement (dont on connaît la forte saturation par le facteur g). Les analyses factorielles confirmatoires effectuées sur ces données ont permis, dans chacune de ces expériences, d'extraire un facteur commun aux épreuves de raisonnement et un facteur commun aux épreuves de mémoire de travail. La corrélation entre ces deux facteurs variait entre .80 et .88 selon les études. Kyllonnen et Christal en concluaient que l'aptitude au raisonnement pouvait, à peu de choses près, être assimilée à la capacité de la mémoire de travail.

Kyllonnen et Christal sont des spécialistes de la psychométrie qui ont cherché à s'appuyer sur une notion de psychologie cognitive, celle de mémoire de travail, pour rendre compte des performances en raisonnement. Cette ligne de recherche connaît un regain d'intérêt actuellement, mais elle est animée cette fois-ci par des chercheurs de psychologie cognitive spécialistes de la mémoire de travail qui s'appuient sur une notion issue de la psychométrie, celle de facteur g, pour démontrer le caractère central de la mémoire de travail dans le fonctionnement cognitif. En fait, on assiste là à une jonction, au sein de la psychologie cognitive, entre deux traditions de recherche jusque-là séparées, la tradition expérimentale et la tradition psychométrique. L'approche commune à toutes ces recherches consiste à faire passer à un échantillon de sujets, à la fois des épreuves variées de mémoire de travail et des tests connus pour être fortement saturés par le facteur g, et à s'appuyer sur les méthodes de modélisation structurale pour analyser les relations entre les facteurs issus de ces deux ensembles d'épreuves.

C'est ainsi que Engle, Tuholski et al. (1999) ont montré une relation forte entre le facteur général des épreuves de mémoire de travail et le facteur général d'intelligence. En incluant des épreuves de mémoire à court terme et des épreuves de vitesse cognitive dans leurs batteries, Conway, Cowan et al. (2002) ont précisé ce résultat en montrant que la relation forte entre la capacité de la mémoire de travail et le facteur g ne pouvait être expliquée ni par l'empan de la mémoire à court terme (correspondant à la seule capacité de stockage) ni par la vitesse de traitement.

Une des questions fortement discutées dans ce courant de recherche est de savoir s'il existe une capacité centrale, unique, de mémoire de travail ou des capacités séparées dont chacune est spécifique à un domaine de connaissance. Les résultats de certaines études sont compatibles avec l'hypothèse de capacités séparées (Mackintosh et Bennett, 2000 ; Shah et Miyake, 1996) et d'autres avec l'hypothèse d'une capacité centrale unique (Colom & Shih, 2003). Ces désaccords rappellent beaucoup les discussions qui ont eu lieu à propos du caractère unitaire ou multiple de l'intelligence et ont probablement aussi leur origine dans les variations qui existent entre les études quant à l'échantillonnage des épreuves de mémoire de travail et à l'échantillonnage des sujets qui ont passé ces épreuves. Il est probable que l'accord se fera, là aussi, sur un modèle factoriel hiérarchique de la mémoire de travail, qui pourra être mis en correspondance avec le modèle factoriel hiérarchique de l'intelligence. Les résultats de Süss, Oberauer et al. (2002) vont dans ce sens. Plus précisément, il semble que les facteurs de mémoire de travail qui correspondent à des domaines spécifiques tiennent aux processus en jeu dans le stockage et le maintien des informations, c'est-à-dire dans la mémoire à court terme, tandis que le facteur général de mémoire de travail correspondrait à ce qui est dénommé « centre exécutif » dans le modèle de Baddeley et « capacité attentionnelle » dans le modèle de Engle (Kane, Hambrick et al., 2004). Reste à savoir ce que recouvrent précisément les notions de capacité attentionnelle ou de centre exécutif, ce point qui sera repris dans la conclusion.

Les aires cérébrales activées lors de la résolution de tests de facteur g.

Les méthodes de neuro-imagerie ont jusqu'ici été assez peu appliquées à l'analyse de l'activité cérébrale au cours de tâches aussi complexes que celles qui composent les tests d'intelligence. On trouve cependant une étude de Duncan et al. (2000) dans laquelle les activations cérébrales provoquées par la résolution de tests de facteur g ont été analysées par la technique de tomographie à émission de positons. Les sujets ont passé deux tests de raisonnement inductif fortement saturés en facteur g, l'un où le raisonnement portait sur des ensembles de lettres et l'autre où le raisonnement portait sur des ensembles de figures. Les résultats de cette expérience ont montré que, comparée à l'exécution d'autres tâches portant sur le même contenu mais ne mettant pas en œuvre le raisonnement inductif, la passation de ces deux tests suscitait une activité plus importante du cortex préfrontal latéral, une aire connue pour être le siège des processus de contrôle exécutif. Plus précisément, la résolution du test portant sur des ensembles de figures ne suscitait cette activation que dans le cortex préfrontal latéral droit, alors que la résolution du test portant sur des ensembles de lettres la suscitait de façon bilatérale.

Conclusion

Dans ce qui précède, l'accent a été mis sur deux des évolutions que le concept d'intelligence a subies au cours du siècle qui nous sépare de la publication de l'échelle métrique de Binet-Simon.

La première a conduit de la conception unitaire et globale qui inspirait la construction de l'échelle métrique à une conception multidimensionnelle dans laquelle différents aspects de l'intelligence sont distingués. Bien que la structure factorielle de l'intelligence soit probablement encore loin d'en distinguer tous les aspects et soit encore très discutée, elle suggère que l'intelligence prend des formes différentes selon le type de processus (raisonnement, mémoire, créativité,...) et le format des représentations sur lesquelles ces processus opèrent (verbal, numérique, visuo-spatial, auditif,...). L'organisation hiérarchique de cette structure factorielle confère un statut particulier au facteur général qui rend compte de la part de variance commune à tous les tests d'intelligence. Du fait que cet aspect de l'intelligence est général, il correspond à l'idée que se faisaient Binet et Spearman de la notion d'intelligence, à cette différence près que l'intelligence ne s'y réduit pas. C'est un facteur important de l'intelligence mais c'est un facteur parmi d'autres.

La seconde évolution sur laquelle a été mis l'accent est celle qui, grâce au développement de la psychologie cognitive, a permis de passer de l'analyse des performances à l'analyse des processus. Cette évolution a été illustrée par quelques exemples de recherches ayant tenté d'identifier les processus qui sous-tendent le facteur g. Les résultats de ces recherches convergent pour attribuer un rôle important (mais pas pour autant exclusif) aux différences d'efficience des processus exécutifs. Dans la mesure où ces processus interviennent, à des degrés divers, dans toutes les tâches intellectuelles tant soit peu complexes, les différences dans leur efficience se traduisent par des différences de performance dans tous les types de tests d'intelligence. Ceci peut rendre compte, au moins en partie, du facteur général de variation des performances que les méthodes d'analyse factorielle mettent en évidence.

Mais avons-nous vraiment progressé en expliquant le facteur général d'intelligence par un facteur général de mémoire de travail ou un facteur général de capacité attentionnelle ? Les notions de capacité de la mémoire de travail ou de capacité attentionnelle ne sont-elles pas aussi globales et aussi générales que l'était le concept d'intelligence chez Binet ou chez Spearman ? Beaucoup de chercheurs le pensent et ont entrepris de décomposer les processus susceptibles d'expliquer ces capacités. Miyake, Friedman et al. (2000), par exemple, ont confirmé la nécessité de distinguer, au sein du centre exécutif de la mémoire de travail, les processus de mise à jour, de commutation et d'inhibition. Friedman et Miyake (2004) ont montré que la notion d'inhibition elle-même était trop vague et qu'il n'y avait pas de relation, par exemple, entre la résistance à l'interférence de distracteurs et la résistance à l'interférence pro-active. Au terme de ce travail de décomposition du concept de centre exécutif, les différentes composantes plus élémentaires qui auront été distinguées demeureront-elles de bons prédicteurs du facteur g ? C'est seulement lorsque nous saurons s'il est possible de prédire la capacité de la mémoire de travail à partir d'un modèle analytique des composantes du centre exécutif, que nous saurons si nous avons réellement progressé en expliquant le facteur g par la capacité de la mémoire de travail... et le chemin risque d'être encore long.

Bibliographie

Binet, A. (1909). *Les idées modernes sur les enfants*. Paris : Flammarion.

Binet, A., & Henri, V. (1895). La psychologie individuelle. *L'Année Psychologique, 2*, 415-465.

Binet A., Simon T. (1905). Méthodes nouvelles pour le diagnostic du niveau intellectuel des anormaux. *L'Année Psychologique, 11*, 191-244. Article reproduit dans : Binet, A., & Simon, Th. (2004). *L'élaboration du premier test d'intelligence* (Œuvres choisies II, pp. 191-244). Paris : L'Harmattan.

Carpenter, P.A., Just, M.A., & Shell, P. (1990). What one intelligence test measures : A theoretical account of the processing in the Raven Progressive Matrices test. *Psychological Review, 97*, 404-431.

Carroll, J.B. (1993). *Human Cognitive Abilities*. Cambridge : Cambridge University Press.

Colom, R., & Shih, P.C. (2003). Is working memory fractionated into different components of intelligence ? A reply to Mackintosh and Bennet (2003). *Intelligence, 32*, 431-444.

Conway, A., Cowan, N., Buntig, M.F., Therriault, D.J., & Minkoff, S.R. (2002). A latent variable analysis of working memory capacity, short term memory capacity, processing speed, and general fluid intelligence. *Intelligence, 30*, 163-183.

Duncan, J., Seitz, R.J., Kolodny, J., Bor, D., Herzog, H., Ahmed, A., Newell, F.N., & Emslie, E.. (2000). A neural basis for general intelligence. *Science, 289*, 457-460.

Engle, R.W., Tuholski, S.W., Laughlin, J.E. & Conway, A.R.A. (1999). Working memory, short-term memory and general fluid intelligence : a latent variable approach. *Journal of Experimental Psychology : General, 128*, 309–331.

Friedman, N., & Miyake, A. (2004). The relations among inhibition and interference control functions : A latent variable analysis. *Journal of Experimental Psychology : General, 133*, 101-135.

Gustaffson, J.E. (1984). A unifying model for the structure of intellectual abilities. *Intelligence, 8*, 179-203.

Guttman, L. (1954). An outline of some new methodology for social research. *Public Opinion Quarterly, 18,* 395-404.

Horn, J.L., & Cattell, R.B. (1966). Refinement of the theory of fluid and crystallized intelligence. *Journal of Educational Psychology*, *57*, 253-270.

Huteau, M., & Lautrey, J. (1999). *Evaluer l'Intelligence. Psychométrie Cognitive*. Paris : PUF.

Jäger, A. O. (1984). Intelligenzstrukturforschung: Konkurrierende Modelle, neue Entwicklungen, Perspektiven [Intelligence structure research : competing models, new developments, perspectives]. *Psychologische Rundschau*, *35*, 21-35.

Kane, M. J. Hambrick, D.Z., Tuholski, S. W., Wilhelm, O., Payne, T.W., & Engle, R.W. (2004). The Generality of Working Memory Capacity : A Latent-Variable Approach to Verbal and Visuospatial Memory Span and Reasoning. *Journal of Experimental Psychology : General*, *132*, 189-217.

Kyllonen, P.C., & Christal, R.E. (1990). Reasoning ability is (little more than) working-memory capacity. *Intelligence, 14*, 389–433.

Lautrey, J. (1996). La recherche des "particules élémentaires" de l'intelligence : une impasse ? *Psychologie Française, 41*, 23-34.

Lautrey, J. (à paraître). La recherche des processus caractéristiques de l'intelligence. In J. Lautrey & J.-F. Richard (Eds.), *L'intelligence*. Paris : Hermès.

Mackintosh, N.J., & Bennett, E.S. (2003). The fractionation of working memory maps onto different components of intelligence. *Intelligence*, *31*, 519-531.

Miyake, A., Friedman, N.P., Emerson, M.J., Witzki, A.H., Howerter, A. & Wager, T.D. (2000). The unity and diversity of executive functions and their contributions to complex "frontal lobe" tasks: a latent variable analysis. *Cognitive Psychology*, *41*, 49–100.

Raven, J., Raven, J.C., & Court, J.H. (1998). *Introduction générale aux tests de Raven*. Paris : Editions et Applications Psychologiques.

Shah, P., & Miyake, A. (1996). The separability of working memory resources for spatial thinking and language processing : An individual differences approach. *Journal of Experimental Psychology : General*, *125*, 4-27.

Spearman, C.E. (1904). General intelligence objectively measured and determined. *American Journal of Psychology, 15,* 201-209.

Süss, H.-M. , Beauducel, A. (à paraître). Faceted models of intelligence. In O. Wilhelm & R. Engle (Eds.), *Understanding and measuring intelligence*. Thousand Oaks, CA : Sage

Süss, H.M., Oberauer, K., Wittmann, W., Wilhelm, O., Schulze, R. (2002). Working memory capacity explains reasoning ability – and a little bit more. *Intelligence*, *30*, 261-288.

Thurstone, L.L. (1931). Multiple factor analysis. *Psychological Review*, *38*, 406-427.

Thurstone, L.L. (1938). *Primary Mental Abilities*. Chicago : Chicago University Press.

Vernon, P.E. (1950). *The Structure of Human Abilities*. London : Methuen.

ALFRED BINET ET LA CONSTRUCTION PARADOXALE DE L'ANOMALIE

Marc ZARROUATI[36]

Ce n'est que très récemment, et au détour d'une lecture « épistémologique » de la remarquable étude de Monique Vial portant sur l'histoire de la prise en charge institutionnelle de l'enfance anormale[37], que j'ai découvert l'ampleur du travail accompli par Alfred Binet. Et c'est en approfondissant en particulier le travail d'élaboration théorique de l'anomalie scolaire entrepris par ce dernier en collaboration avec Théodore Simon, qu'il m'est apparu qu'il y avait sans doute là une illustration particulièrement frappante d'une idée développée par Michel Foucault en 1975, dans le cadre de son cours au Collège de France[38].

Très succinctement, on peut dire que Michel Foucault s'attache dans ce cours à développer une généalogie politique de certains savoirs spécifiques[39] à partir d'une dynamique d'investissement d'une institution donnée. Ainsi, par exemple, Foucault décrit la genèse de l'expertise médico-légale, qui se constitue comme un domaine scientifique propre au sein de l'institution judiciaire, en plein milieu du XIXe siècle, et il montre comment certains concepts vont être progressivement forgés dans ce

[36] Maître de conférences en épistémologie et histoire des sciences et techniques, ERT 46/GRIDIFE, IUFM Midi-Pyrénées, marc.zarrouati@toulouse.iufm.fr.

[37] Monique Vial, *Les enfants anormaux à l'école, aux origines de l'éducation spécialisée, 1882-1909*, Armand Colin, Paris, 1990.

[38] Michel Foucault, *Les anormaux, Cours au Collège de France, 1974-1975*, Hautes Études, Gallimard/Seuil, Paris, 1999.

[39] C'est-à-dire une compréhension de certains processus de production de savoirs à partir de la mise à jour d'enjeux de pouvoirs sous-jacents.

nouveau domaine pour appuyer un processus de domination de l'expertise psychiatrique dans le cadre de la pratique centrale de cette institution : le procès. Or, on peut discerner un certain parallèle entre une telle généalogie de l'expertise médico-légale dans le champ judiciaire d'une part et l'émergence des sciences de l'éducation au sein de l'institution scolaire d'autre part. Là, il s'agissait d'investir le champ judiciaire à partir d'une reconstruction du jugement, ici il s'agit d'investir le champ éducatif à partir de la réélaboration d'une pratique absolument centrale dans le cadre scolaire : l'examen.

J'ai commenté ailleurs ce parallèle[40] et je me contenterai donc de souligner maintenant que c'est dans cette perspective que je me suis intéressé aux travaux de Binet et Simon. Et si, comme je l'annonçais dans l'intitulé de cet exposé, je vais m'attacher à souligner ici le caractère paradoxal de la construction de l'anomalie par Binet et Simon, c'est bien dans la mesure où ce travail participe à mon sens d'une généalogie politique des sciences de l'éducation.

L'objet de cette étude est de montrer que le travail de Binet et Simon peut être interprété comme *une reconstruction radicale de la pratique scolaire de l'examen* et non pas seulement comme une forme de standardisation – et donc peut-être d'objectivation accrue – d'une épreuve dont la nature et les objectifs « scolaires » resteraient identiques. Cette reconstruction va induire une élaboration de l'anomalie radicalement hétérogène à ces théorisations antérieures dans le champ éducatif. Et c'est peut-être à partir du caractère paradoxal de cette élaboration qu'il nous sera possible d'appréhender un peu mieux le lien entre la construction et l'universalisation de l'Échelle métrique de l'intelligence d'une part et le travail de repérage des anormaux d'autre part.

Nous évoquerons brièvement dans un premier temps le contexte de réflexion général sur l'enfance anormale dans lequel va s'inscrire la démarche de Binet et Simon, puis nous étudierons certains de leurs travaux pour tenter d'y discerner un mécanisme de reconstruction de l'examen. Il apparaîtra alors – je l'espère – que bien loin de compléter et d'affiner les travaux antérieurs, Binet et Simon reproblématisent en fait intégralement la question qui leur est posée.

---

[40] Marc Zarrouati, « La question de l'égalité à l'école : un "effet de surface" ? », in : *La philosophie saisie par l'éducation*, CRDP/CNDP, Dijon, 2004.

Le contexte historique et épistémologique

Le 4 octobre 1904 est créée, par un arrêté[41] du ministre de l'Instruction publique de l'époque, Joseph Chaumié, une commission dite *commission Bourgeois*, du nom de son président, Léon Bourgeois, un radical socialiste, ancien président du Conseil, et ancien ministre de l'Instruction publique. Alfred Binet va en être membre au titre de la direction du « laboratoire d'études psychologiques »[42] de la Sorbonne. Cette commission était chargée, selon les termes même du texte l'instituant, « d'étudier les conditions dans lesquelles les prescriptions de la loi du 28 mars 1882 sur l'obligation de l'enseignement primaire pourraient être appliquées aux anormaux des deux sexes (aveugles, sourds-muets, arriérés, etc...) »[43].

À cette ébauche de classification, une note de la commission – relative à l'établissement d'un questionnaire censé servir de base à un premier recensement des anormaux – ajoute bientôt que les enfants « que l'on désigne sous le nom générique *d'enfants anormaux* sont : (1) les aveugles ; (2) les sourds-muets ; (3) les anormaux médicaux » (on range dans cette dernière catégorie les crétins, idiots, épileptiques, hystériques, etc., c'est-à-dire tous ceux « qui ne peuvent être soignés et éduqués collectivement que sous la responsabilité d'un médecin » ; (4) les arriérés qui « sans être anormaux médicaux, sont dans un état de débilité mentale tel qu'il ne leur est pas possible d'acquérir à l'école commune et par les méthodes ordinaires d'enseignement la moyenne d'instruction primaire que reçoivent les autres élèves » et enfin ; (5) les instables, dont il est dit que « leur incohérence de caractère et leur manque d'équilibre mental leur rend insupportable la discipline générale et nécessite absolument leur éloignement de l'école publique. »[44]

Et Binet précise, en commentant cette classification que « si les aveugles et les sourds-muets n'ont besoin d'aucune définition, au contraire la distinction entre les trois dernières catégories ne manque pas

[41] *La commission Bourgeois (1904-1905)*, Monique Vial & Marie-Anne Hugon (dir.), éditions du CTNERHI, 1998, Paris, p. 35.

[42] Il s'agit en réalité du laboratoire de psychologie physiologique, à la direction duquel Binet a succédé à Henry Beaunis en 1894 (*cf.* Guy Avanzini, *Alfred Binet et la pédagogie scientifique*, L'enfant, Vrin, Paris, 1969, n. 14, p. 21) .

[43] *La commission Bourgeois (1904-1905)*, *op. cit.*, p. 35.

[44] "Note pour un projet de Statistique des Enfants anormaux", *in* : *La commission Bourgeois (1904-1905), op. cit.*, p. 46.

de difficulté [45]». Une remarque loin d'être anecdotique tant l'enjeu d'une telle distinction est de taille. Car si tout le monde s'accorde à reconnaître l'impossibilité pour certains enfants de suivre l'enseignement commun et donc la nécessité de mettre en place pour eux des classes « spéciales » (on dira bientôt classes de « perfectionnement ») au sein de l'institution scolaire, tout le monde ne s'accorde pas sur la meilleure façon de caractériser ces enfants. S'agit-il « d'instables », ceux dont l'indiscipline permanente gêne le travail des instituteurs (et ces derniers verraient dès lors d'un bon œil leur départ vers d'autres classes) ? S'agit-il d'enfants internés à l'asile, mais dont les aliénistes jugent qu'ils sont parfaitement éducables, et qu'ils *doivent donc être éduqués* au frais du ministère chargé de cette mission, c'est-à-dire le ministère de l'Instruction publique ? S'agit-il des uns et des autres, ou ni des uns ni des autres ?

Sans rentrer dans le détail des nombreux compromis et polémiques qui ont conduit à la création et au fonctionnement de cette commission, force est de constater que les textes dont on dispose rivalisent de définitions si englobantes qu'elles ne permettent au bout du compte aucunement de savoir précisément de qui on parle quand on évoque les anormaux dont il faut prendre en charge l'instruction. Ainsi, par exemple, quand Marcel Charlot (futur membre de la commission et inspecteur général de l'Instruction publique de l'époque), dans le rapport qu'il adresse le 30 septembre 1904 au ministre Chaumié, précise « qu'il est une catégorie d'enfants à qui, jusqu'ici, la loi n'a pas été appliquée : ce sont les sujets, qui, soit au point de vue physique, soit au point de vue intellectuel ou moral, ne se trouvent pas dans les conditions normales pour recevoir l'enseignement commun. »[46] , de qui parle-t-il exactement ? Et que doit-on entendre quand il ajoute plus loin, dans le même rapport, que « l'instituteur public ne peut accepter ni encore moins garder dans sa classe des enfants incapables de prendre part aux exercices scolaires et dont la présence retarderait la marche des études et serait une cause de désordre, parfois même de scandale. »[47] ? Parce que la création de classes de perfectionnement répondait aux intérêts croisés de groupes divers et variés (aliénistes, instituteurs, membres de l'administration, sociétés philanthropiques), la commission ne rentrera jamais véritablement au

---

[45] Alfred Binet, "commission ministérielle des anormaux", *Bulletin de la Société libre pour l'étude psychologique de l'enfant*, n° 22, mars-avril, p. 616, cité in : *La commission Bourgeois (1904-1905)*, *op. cit.*, p. 44.
[46] La commission Bourgeois, *op. cit.*, p. 30.
[47] *Idem.*

cours de ses travaux dans une démarche d'explicitation de l'anomalie, une explicitation qui aurait pu diviser des groupes de pressions dont l'unité seule semblait pouvoir permettre la création effective de ces classes.

Quelques mois seulement après le début des travaux de cette commission, Binet et Simon pouvaient écrire : « Cette commission [...] a réglé ce qui est relatif au type d'établissement à créer pour les anormaux [...], au personnel enseignant [de ces écoles], aux méthodes pédagogiques. Elle a décidé qu'aucun enfant suspect d'arriération ne serait éliminé des écoles ordinaires et admis dans une école spéciale sans avoir subi un examen pédagogique et médical attestant que son état intellectuel le rend inapte à profiter, dans la mesure moyenne, de l'enseignement donné dans les écoles ordinaires. »

Mais, poursuivent-ils, « comment se fera l'examen de chaque enfant ? Quelle méthode suivra-t-on ? [...] Quelles questions seront posées ? Quelles épreuves seront imaginées ? Comment l'enfant sera-t-il comparé au normal ? La commission n'a pas cru devoir le dire ; elle faisait œuvre de réglementation administrative et non œuvre de science ». Et Binet et Simon d'évoquer dans le même article le livre qu'ils publieront trois ans plus tard en ces termes : « il nous a semblé qu'il serait extrêmement utile de donner un guide aux futures commissions d'examen. »[48]

Finalement, les conclusions que la commission transmettra à la chambre des députés porteront bien sur les modalités d'organisation du repérage et de l'instruction des anormaux mais aucunement sur le fond du problème, à savoir sur la caractérisation précise de ces anormaux. Et le projet de loi qui s'ensuivra ne « réglemente l'examen qu'au point de vue administratif, en décidant que les examinateurs seront au nombre de trois, un directeur d'école d'anormaux, un inspecteur primaire et un médecin. Mais sur les opérations auxquelles cette commission doit se livrer, le projet de loi garde le silence absolu. »[49]

Pour nous, l'important est de constater l'approximation théorique permanente dans laquelle a vécu cette commission, et de souligner combien une telle situation pouvait être propice à des tentatives d'explicitations nouvelles. Il y avait là un espace de théorisation en friches et Binet et Simon l'ont en quelque sorte investi, ce qui ne les a pas

[48] Alfred Binet et Théodore Simon, « Sur la nécessité d'établir un diagnostic scientifique des états inférieurs de l'intelligence », *L'Année Psychologique*, *11*, 1905, p. 163.

[49] Alfred Binet et Théodore Simon, *Les enfants anormaux, guide pour l'admission des Enfants anormaux dans les classes de Perfectionnement*, Librairie Armand Colin, Paris, 1907, p. 55 (réédition « Rhadamanthe », Privat, Toulouse, 1978).

conduit à clarifier les attentes des uns et des autres, mais bien plutôt à substituer purement et simplement une définition précise et originale de l'anomalie à un ensemble plus disparate de caractérisations fragmentaires. *C'est cet investissement théorique que je voudrais expliciter maintenant, dont je voudrais explorer le mécanisme, la dynamique de constitution,* et je me propose pour cela de m'appuyer sur deux textes caractéristiques.

Le premier est un article paru dans *L'Année Psychologique* en 1905 sous le titre « *Sur la nécessité d'établir un diagnostic scientifique des états inférieurs de l'intelligence* ». L'article est cosigné par Binet et Simon, qui nous annoncent en introduction qu'il s'agit « d'une ébauche directement inspirée par le désir de servir la cause si intéressante de l'éducation des anormaux »[50]. Le second est un ouvrage publié par les deux mêmes en 1907 et qui s'intitule « *Les enfants anormaux, guide pour l'admission des enfants anormaux dans les classes de perfectionnement* »[51].

Intéressons-nous d'abord à ce dernier ouvrage. Dans sa deuxième partie, plus spécifiquement consacrée à la question du repérage des anormaux, les auteurs estiment que « ce choix des anormaux réclame trois ordres de compétences : des pédagogues, des médecins, des psychologues »[52]. À ces compétences correspondent trois types d'examen : un examen pédagogique pour déterminer le retard scolaire de l'enfant – ou plus précisément son degré d'instruction –, un examen psychologique qui s'attache à connaître « l'intelligence des enfants »[53] et non leurs connaissances, et enfin un examen médical pour éventuellement appuyer le diagnostic posé par les deux examens précédents.

Si l'on relit cet ouvrage à la lumière des travaux postérieurs de Binet et Simon, c'est bien sûr vers l'examen psychologique que l'on sera tenté de se porter, délaissant des examens pédagogiques et médicaux qui nous paraissent *a priori* moins originaux. *Pourtant, c'est bien l'examen pédagogique que je me propose d'étudier ici,* et c'est dans cet examen que je vais chercher l'originalité du travail de Binet et Simon et non dans l'examen psychologique qui apparaîtra – je l'espère – à la fin de cet exposé, comme un prolongement *naturel* de l'examen pédagogique. Je vais essayer de montrer que la substitution opérée par Binet et Simon

---

[50] Alfred Binet et Théodore Simon, « Sur la nécessité d'établir un diagnostic scientifique des états inférieurs de l'intelligence », *L'Année Psychologique*, *11*, 1905, p. 163.
[51] Alfred Binet et Théodore Simon, *Les enfants anormaux, op. cit.*
[52] *Ibid.*, p. 56.
[53] *Id.*, p. 97.

dans le cadre de l'élaboration théorique de l'anomalie se produit précisément là, dans la constitution de cet examen pédagogique.

Vers une mesure plus "objective" ou vers de nouveaux objectifs de mesure ?

Une telle position peut surprendre, et ce d'autant plus que Binet et Simon eux-mêmes n'insistent pas outre mesure sur le caractère novateur de l'examen pédagogique qu'ils proposent[54] : Il s'agit semble-t-il simplement pour eux de «tenir compte du retard des enfants dans leur études »[55], quoi de plus immédiatement consensuel ? Il y a cependant un point sur lequel les auteurs insistent en présentant leur procédé, c'est celui de l'objectivité de la mesure du degré d'instruction[56]. C'est donc naturellement vers cette exigence d'objectivité que nous allons nous tourner en premier lieu, une exigence qui revient de manière récurrente sous leur plume. Ainsi, Binet et Simon introduisent-ils leur examen pédagogique par une comparaison : « il est possible d'examiner de deux manières un degré d'instruction : il y a, qu'on nous passe l'expression, *la manière lâchée,* qui consiste à poser les premières questions qui viennent à l'esprit, et il y a le procédé méthodique, qui consiste à poser des questions arrêtées d'avance, dont la difficulté est connue, et pour lesquelles une sorte de barème de connaissances indique le nombre moyen d'erreurs que commet l'enfant normal de cet âge »[57]. Ils poursuivent : « Le procédé méthodique ne prend pas plus de temps que l'autre ; il est même plus facile, puisqu'il n'exige pas chaque fois le renouvellement d'un effort d'imagination ; nous le croyons en outre tout à fait indispensable *pour fixer de manière objective le degré d'instruction des anormaux le jour de leur entrée à l'école.* »[58]. L'examen prôné par Binet et Simon substitue donc *une démarche méthodique* à *une réaction*

---

[54] « D'où vient donc que le classement par degré d'instruction est plus significatif pour nos études que le classement par cote intellectuelle ? *Il semble bien que les deux devraient se confondrent,* car c'est par l'appréciation des professeurs que les élèves sont placés tel dans le cours supérieur, et tel autre dans le cours moyen. » *in* : Alfred Binet, « À propos de la mesure de l'intelligence », *L'Année Psychologique, 11*, 1905, p. 78. (Je souligne).

[55] Alfred Binet et Théodore Simon, *op. cit.*, p. 63.

[56] Je dirai simplement que la mesure du degré d'instruction d'un enfant répond à une donnée moins *arbitraire* que l'appréciation de son degré d'intelligence. » *in* : Alfred Binet, « À propos de la mesure de l'intelligence », *op. cit.*, p. 78. (Je souligne).

[57] Alfred Binet et Théodore Simon, *op. cit.*, p. 78.

[58] *Id.*, p. 79.

spontanée, pour fixer de manière objective le degré d'instruction de l'élève examiné.

De la même manière, dans l'article publié trois ans plus tôt dans *L'Année Psychologique*, Binet et Simon commentent une étude récente réalisée par le docteur Blin, médecin de l'asile de Vaucluse. Cette étude est appuyée sur des entretiens menés à partir d'un questionnaire suffisamment étoffé et gradué pour permettre une appréciation nuancée du niveau de l'enfant. Les items portent en particulier sur les compétences scolaires (lecture, écriture, calcul) et les perspectives sociales et professionnelles.[59]

Binet et Simon qualifient d'emblée cette étude de « supérieure, comme précision, à ce qu'on avait fait » jusque-là[60]. Mais quand il s'agit d'en relever les points négatifs, ils regrettent le peu de précision de la notation, qui laisse selon eux beaucoup trop de marge à l'appréciation subjective. Ainsi, écrivent-ils : « Ce qui nous paraît le plus critiquable, c'est le procédé employé pour coter les réponses. La cote va de 0 à 5 mais comment est-elle donnée ? [...] L'interrogateur juge et apprécie en bloc ; il apprécie subjectivement »[61]. Plus loin, « il nous semble que cette appréciation est un peu trop arbitraire. Par là pénètre dans l'examen cet élément variable qu'on veut si justement éliminer. Quand un interrogateur cote 5 un ensemble de réponses, il n'est pas certain qu'un autre interrogateur ne coterait pas 4. » Et plus loin encore ils notent que « ce même esprit d'arbitraire se rencontre dans le choix des thèmes », des questions. Voilà, nous disent même nos auteurs, « le principal défaut de cette méthode d'examen »[62].

Ce que Binet et Simon critiquent ici, ce n'est pas l'amplitude de l'échelle, bien au contraire. Ils soulignent d'ailleurs avec intérêt le fait que « sur chacun de ces thèmes sont préparées un certain nombre de questions, graduées en plusieurs séries selon leur difficulté[63] » et ils reprendront d'ailleurs eux-mêmes ce procédé dans leur ouvrage sur les enfants anomaux trois ans plus tard. Pour nos auteurs, comme pour le docteur Blin, il s'agit ici d'une garantie de qualité de la mesure et donc le signe d'une plus grande justice dans l'évaluation. Non, ce qui est pointé ici du doigt c'est le caractère artificiel d'une échelle de notation qui ne se

---

[59] Alfred Binet et Théodore Simon, « Sur la nécessité d'établir un diagnostic scientifique des états inférieurs de l'intelligence », *op. cit.*, pp. 183-186.
[60] *Ibid.*, p. 182.
[61] *Id.*, p. 189.
[62] *Id.*, p. 190.
[63] *Id.*, p. 183.

double pas d'un appareil de critères précis en conséquence. Pourquoi se donner la possibilité de noter de 0 à 5, si l'on ne précise pas dans le même temps comment apprécier sans ambiguïté les prestations qui valent 4 et celles qui valent 5 ? On crée ainsi une forme d'arbitraire tout aussi préjudiciable à la qualité de la mesure que l'injustice signalée précédemment.

Comment pallier cet arbitraire ? En se donnant par exemple des épreuves dont les paliers de réussites correspondants aux degrés de l'échelle de notation sont *aisément identifiables* par l'examinateur. Et c'est bien ce que semblent nous proposer Binet et Simon dans leur ouvrage.

Le contrôle du degré d'instruction qu'ils proposent est construit de la manière suivante[64] (*cf.* figure 1) : « On a établi pour chaque âge, la moyenne des connaissances de tous les enfants ayant cet âge, et disséminés dans l'école »[65]. Ce qui aura par exemple pour conséquence d'établir une moyenne sur la population de 9 à 10 ans *en général* et non sur la population de 9 à 10 ans *normalement scolarisée.* La mesure ne s'appuie donc pas sur le découpage en « classes de niveaux » (cours élémentaire, cours moyen, etc.). Bien au contraire, ce découpage est sciemment écarté et considéré comme un biais possible de la mesure : « Nous avons rejeté le procédé comme arbitraire ; car il est influencé par la difficulté des programmes, lesquels sont une œuvre *a priori*, tandis que la moyenne fournie par tous les enfants du même âge est moins artificielle »[66]. La seconde colonne (*cf.* figure 1) n'est donc là qu'à titre de repère approximatif. Il ne s'agit pas tant de déterminer si l'élève sait ou ne sait pas répondre aux questions ordinairement posées en CE2 (cours élémentaire 2ème année, que de déterminer s'il sait mieux ou moins bien répondre à ces questions que la moyenne des enfants de son âge. On peut d'emblée remarquer que pour Binet et Simon, *ce ne sont pas les articulations propres du savoir* – ou en tout cas ce qu'en reflète le découpage des programmes scolaires – *qui vont servir de repère pour classer les élèves*, c'est tout simplement l'âge, une variable quantitative qui se prête à toutes les décompositions possibles. Là réside la différence majeure avec l'approche du docteur Blin, comme nous le confirmera amplement la suite de cette analyse.

---

[64] Alfred Binet et Théodore Simon, *Les enfants anormaux, op. cit.*, p. 78 *et sq.*
[65] *Ibid.*, p. 80.
[66] *Id.*, p. 80.

En ce qui concerne maintenant la lecture (dont le test a été établi par M. Vaney, directeur de l'école primaire de la rue Grange-aux-belles et zélé collaborateur de Binet et Simon), on nous explique qu'il y a lieu de mesurer réellement les cinq degrés de lecture proposés (hésitant, courant, etc.) « qui sont moins subjectifs qu'on le croirait, car deux juges arrivent, sans se concerter, à donner le plus souvent la même note[67] ». Cette dernière remarque est intéressante car elle nous suggère que le souci des auteurs n'est pas simplement d'être le plus objectif possible. En effet, si c'était le cas, ils se seraient contentés de proposer à l'appréciation des examinateurs les trois stades de lecture bien définis – lecture syllabique, lecture courante et lecture expressive – et auraient proposé en conséquence une échelle de notation comportant trois degrés. Or, au lieu de s'en tenir à la mesure de pratiques de lecture bien identifiées et dont l'évaluation semble satisfaire à tous les critères d'objectivité, nos auteurs proposent d'introduire des catégories intermédiaires (hésitant-courant, courant-expressif, etc.), en se donnant la peine de préciser qu'elles sont moins subjectives qu'on le croirait. Une formulation qui laisse penser que les auteurs eux-mêmes ne les tiennent pas tout à fait comme aussi aisément objectivables que les trois premières.

Pourquoi prendre le risque d'affaiblir l'objectivité de la notation en rajoutant des types « mixtes » ? Parce que le but n'est pas simplement d'être objectif, mais encore et surtout d'ordonner les élèves le plus finement possible selon les âges. Or, les trois stades de lectures « classiques » ne permettent pas de différencier cinq classes d'âges, il faut donc s'attacher à exhiber des épreuves intermédiaires suffisamment discriminantes pour produire la classification attendue. Et comment élabore-t-on de telles épreuves ? *En posant des questions à une population d'élèves et en retenant les questions qui différencient le mieux deux âges donnés.* Là encore le but n'est pas de mesurer le fait que l'élève sait ou ne sait pas lire (ce qui pour les auteurs n'a pas réellement de sens), mais bien de caractériser un âge par un apprentissage précis. Le savoir qui constitue la matière des questions posées n'a donc pas d'autre mérite que comparer entre eux les élèves d'une même classe d'âge. *On instrumente ainsi le savoir à des fins qui lui sont extérieures.*

[67] *Id.*, p. 84.

Barème des connaissances acquises par les enfants d'école primaire.

AGE DES ENFANTS au 1er octobre	COURS	DEGRÉ DE LECTURE	CALCUL	NOMBRE DE FAUTES DE LA DICTÉE			ORTHOGRAPHE (DICTÉE)
				Phrases 1, 2, 3, 4.	Phrases 1, 2, 3.	Phrases 1 et 2.	
6 à 7 ans...	Préparatoire.	Sous-syllabique, syllabique.	De 10 pommes retrancher 6 pommes. (Solution 13).	119	62	28	*Phrase 1.* — Émile est un petit garçon bien sage, il écoute son papa et sa maman, il va à l'école
7 à 8 ans...	Élémentaire, 1re année.	Hésitant.	Soustraire 8 sous de 59 sous. (Solution 51.)	119	62	30	*Phrase 2.* — J'ai une tête, deux bras, deux jambes, une bouche, vingt dents, une langue, dix doigts.
8 à 9 ans...	Élémentaire, 2e année.	Hésitant-courant.	Une caisse contient 604 oranges. On en vend 58. Combien en reste-t-il? (Solution 546.)	78	47	10	*Phrase 3.* — Le soleil brille déjà de ses plus gais rayons. Les hommes partent en chantant. Les bergers sont heureux de la belle journée qui se prépare, ils suivent au pâturage le grand troupeau des vaches pesantes.
9 à 10 ans..	Moyen, 1re année.	Courant.	Pour faire une robe, il faut 7 mètres d'étoffe. Combien fera-t-on de robes avec 89 mètres, et quel sera le coupon restant? (12 robes, plus 5 mètres.)	42	26	4	*Phrase 4.* — Le garçon de ferme, de son pas lourd, entrait dans la grange, encore obscure, où nous reposions. Les bœufs mugissaient tout bas. Dans la cour, le coq, les poules, le chien, allaient et venaient.
10 à 11 ans.	Moyen, 2e année.	Courant-expressif.	Un ouvrier gagne 250 fr., dans le mois de février. Il a dépensé 105 fr. Combien a-t-il économisé par jour, février ayant 28 jours?	11	4	1	

LES ENFANTS ANORMAUX. 6

L'EXAMEN PÉDAGOGIQUE DES ANORMAUX D'ÉCOLE 81

Figure 1 : Barême des connaissances acquises par les enfants d'école primaire (Alfred Binet et Théodore Simon, *Les enfants anormaux*, *op. cit.*, p. 81)[68]

Relevé des résultats en calcul obtenus dans une école primaire élémentaire de Paris.

Tous les enfants de	Moyennes de points	Enfants réguliers de	Moyennes de points	Enfants des cours	Moyennes de points
6 ans.	1,45	6 ans	1	Préparatoire.	1,5
7 —	3,93	7 —	6	Élém. 1re ann.	6,5
8 —	7	8 —	7	Élém. 2e ann.	6,83
9 —	9,65	9 —	14	Moyen, 1re ann.	16
10 —	15,47	10 —	23	Moyen, 2e ann.	22,42
11 —	21,47	11 —	20	Supérieur.	28,45
12 —	22,50				
13 —	24,75				

Figure 2 : Relevé des résultats en calculs obtenus dans une école primaire élémentaire de Paris (Alfred Binet et Théodore Simon, *Les enfants anormaux*, p. 87)

[68] On peut remarquer incidemment que le barème discrimine difficilement les deux premières classes d'âge.

Cette approche profondément novatrice transparaît aussi dans la partie du test portant sur les mathématiques. Nos auteurs y soulignent que « la difficulté des formules a été calculée ; les mots *soustraire*, *retrancher*, *reste*, ne doivent pas être remplacés par des synonymes, ni à plus forte raison expliqués[69] ». Mais si ces mots pouvaient prêter à confusion, pourquoi les utiliser ? Parce qu'ils permettent une graduation optimale de la difficulté dans l'optique d'une détermination de là où se situe l'élève relativement à sa classe d'âge.

Ces formulations se prêtent d'ailleurs à une gradation de la difficulté encore plus fine que ce qui apparaît sur la figure 1. On peut, précise Victor Vanet, en affinant encore les écarts par un système de points ingénieux (*cf.* figure 2), obtenir des résultats très tranchés par classe d'âge. Là encore le test discrimine correctement les âges et moins correctement les classes, comme nous le montre très clairement ce tableau[70] (figure 2). Ainsi il ne permet pas de mesurer très finement les écarts entre CE1 et CE2 (0,3 point d'écarts), alors que l'écart entre un âge et un autre est au minimum d'un point et en général d'au moins 3 points. Il y a un tassement vers le haut (11 ans à 13 ans), mais on peut penser que pour distinguer les anormaux le test a surtout besoin de discriminer les âges inférieurs. On peut aussi adopter un système d'appréciation simplifié, en se fiant uniquement à la réussite ou à l'échec quant à la résolution d'un problème donné (*cf.* figure 1), ce qui permet de classer les enfants selon cinq catégories qui correspondent aux cinq années entre année préparatoire et CM2, « et cela suffit pour rechercher les anormaux, puisqu'il n'y en a pas dans le cours supérieur »[71]. Au vue des analyses précédentes, nous ne sommes pas vraiment surpris de lire en commentaire du test d'orthographe que, « pour l'orthographe, nous n'avons pas à proprement parler de degrés, c'est-à-dire des phrases diverses que les enfants de chaque âge pourraient écrire sans faute »[72] ; « nous nous sommes contentés de compter les erreurs ; c'est par le nombre des erreurs que les enfants *de chaque âge*[73] se distinguent »[74].

---

[69] *Id.*, p. 86.
[70] *Id.*, p. 87.
[71] *Id.*, p. 79.
[72] *Id.*, p. 91.
[73] Je souligne.
[74] *Id.*, p. 91.

Revenons maintenant au texte publié dans *L'Année Psychologique* qui porte sur l'étude du docteur Blin et que nous avons évoqué tout à l'heure. On y retrouve en fait le même mouvement. Pour Binet et Simon qui dénonçaient « ce même esprit d'arbitraire qui se retrouve dans le choix des thèmes », il s'agit toujours en apparence du même arbitraire, celui qui induit un manque d'objectivité dans la notation. Mais regardons-y de plus près : « Pour chaque thème, on dispose de la même cote [...] on suppose donc que tous les thèmes présentent la même difficulté. Dans chaque thème encore, la gradation des difficultés a été faite aussi arbitrairement. [...] On en a d'ailleurs la preuve dans ce fait que les trois séries de questions graduées selon leur difficulté pour enfants de 10 ans, de 10 ans à 13 ans, et de plus de 13 ans, sont cependant résolues avec un maximum de points par des enfants de 7 à 8 ans. *C'est le même défaut que nous rencontrons partout.* »[75]

Cela confirme ce que nous disions précédemment : *ce qui est d'abord critiqué derrière le manque d'objectivité, c'est une méthode de classification fondée sur le savoir et non sur l'âge.* Les questions posées par le docteur Blin permettent de mesurer un savoir qui ne différencie pas correctement les âges, puisque des enfants de 7 à 8 ans peuvent parfaitement réussir le test des plus de 13 ans. Ce n'est donc pas tant le manque d'objectivité de la notation qui est finalement stigmatisé que l'inutilité flagrante – selon l'optique retenue par Binet et Simon – de la précision de cette mesure[76]. Quand bien même deux juges donneraient les mêmes notes aux mêmes élèves, à partir du moment où l'accroissement de précision numérique de la notation ne sert pas un affinement du classement des élèves relativement au savoir moyen de leur classe d'âge[77], l'objectif essentiel n'est pas atteint. Il s'agit pour Binet et Simon

---

[75] Alfred Binet et Théodore Simon, « Sur la nécessité d'établir un diagnostic scientifique des états inférieurs de l'intelligence », *op. cit.*, p. 189.

[76] Cela apparaît de manière particulièrement claire dans le commentaire que fait V. Vaney des méthodes de classement fondées sur le degré d'instruction, dans lequel on retrouve bien le souci d'objectivité, mais surtout celui de disposer d'un outil adapté au classement par âge : « En vue d'un classement des élèves d'après leur instruction, le calcul présente en outre un avantage. L'acquisition des notions numériques est plus régulière que celles des autres matières du programme primaire. *Elle est surtout fonction de l'âge.* Elle est moins que les autres soumise aux différences des méthodes et des milieux. » *in :* V. Vaney, « Nouvelles méthodes de mesure applicables au degré d'instruction des élèves », *L'Année Psychologique*, *11*, 1905, p. 150. (Je souligne).

[77] On peut toujours à partir d'un tel test établir un savoir moyen relatif à un âge donné et disposer les performances des élèves de cet âge-là autour de la moyenne, mais ce type de test – élaboré pour déterminer avec précision le degré de connaissance – n'a pas pour but premier un tel classement : il a donc peu de chance de constituer un discriminant optimal.

d'inverser les valeurs et de subordonner le savoir à l'impératif de classement selon l'âge et non le contraire.

Et nos deux auteurs de conclure leur étude par ces mots : « Voilà ce nous semble le principal défaut de cette méthode d'examen. Malgré ce défaut, elle doit rendre certainement en pratique des services incontestables parce qu'elle crée des difficultés dont tous les élèves ne peuvent pas se rendre maîtres, et qu'elle permet par conséquent de faire une sélection parmi eux. [...] Depuis qu'on fait des examens on voit cela. Et la méthode de Monsieur Blin, au fond, n'est qu'un examen scolaire, c'est comme un baccalauréat ou un nouveau certificat d'études, avec l'avantage toutefois, nous le reconnaissons, d'être un examen dont les questions fixées d'avance ne subissent ni la mauvaise humeur ni la mauvaise digestion de l'examinateur[78]. Par conséquent, il n'y a pas lieu de s'étonner si nous ne trouvons pas dans cet ensemble de questions une idée sur la gradation des intelligences. »[79] Dans ce passage très instructif les auteurs atténuent les critiques détaillées précédemment qui portaient sur l'arbitraire de l'épreuve pour ne retenir à ce sujet que les progrès par rapport aux méthodes antérieures. Le travers principal de l'étude du Docteur Blin réside finalement selon eux dans son inaptitude à « graduer les intelligences ». Aussi objectives que soient les questions posées et la mesure des réponses, ce n'est au fond « qu'un examen scolaire ».

Il apparaît ici très clairement que la mesure de l'intelligence n'a rien à voir – selon nos auteurs – avec la mesure du savoir de l'élève. Plus précisément, Binet et Simon regrettent que dans l'étude du Docteur Blin le savoir ne soit pas un instrument réellement au service de la discrimination des élèves, ils regrettent qu'il ne réalise en effet cette discrimination *qu'au détour de l'appréciation*, comme tous les examens, dans la mesure où la différenciation est fondée sur la reconnaissance de la maîtrise des savoirs soumis à interrogation et non l'inverse. Il peut bien par-là y avoir sélection. Mais celle-ci sera une conséquence indirecte de la mesure du degré de savoir, et par suite elle sera inadaptée, car elle rendra seulement compte du fait que tous les élèves n'ont pas le même degré de connaissance. Elle signe finalement l'échec partiel de la méthode pédagogique employée, puisque tous les élèves ne sont pas arrivés à maîtriser correctement le savoir étudié. Là où la dispersion des notes est

---

[78] Je souligne.

[79] Alfred Binet et Théodore Simon, « Sur la nécessité d'établir un diagnostic scientifique des états inférieurs de l'intelligence », *op. cit.*, p. 190.

perçue comme un défi à relever par le maître, elle est – à l'opposé – le but principal de l'étude de Binet et Simon, qui y voient le moyen d'une « gradation des intelligences », dans la mesure où le degré d'instruction est rapporté à l'âge. Le savoir est donc un instrument au service de la mesure de l'intelligence, il fournit matière à ordonner les élèves autour de la moyenne des valeurs prises par une variable qui lui est totalement extérieure.

Ainsi le processus de construction d'étapes « intermédiaires » (par exemple dans la méthode de mesure des degrés de lecture) n'est pas neutre. Il n'a pas pour objet d'affiner les articulations propres du savoir, mais de déterminer statistiquement des épreuves discriminantes par classe d'âge. Et si certains niveaux de lecture « classique » (c'est-à-dire correspondant à ce que des enseignants pourraient appeler des articulations propres du savoir) sont conservés, ce n'est pas tant parce qu'ils sont faciles à formuler et parce qu'ils correspondent à un repérage standard, mais bien parce qu'ils sont discriminants en âge. Binet et Simon ne s'attachent donc pas simplement à complexifier le test, ils le reconstruisent de fond en comble selon des critères qui ne recoupent les épreuves classiques que par hasard, dans la mesure où ces dernières sont reconnues comme caractéristiques d'un âge donné.

Si l'ordre propre du savoir est disqualifié au profit d'une réorganisation extérieure de ce dernier, toute appréciation fondée sur la reconnaissance de cet ordre propre ne peut qu'être disqualifiée aussi. Or, c'est sur cet ordre que s'appuie la progression « pédagogique » des programmes. C'est autour de ce découpage – qui redouble les articulations internes au savoir – que se fait le découpage du temps des études en classes de niveau, et c'est donc bien en dernière analyse sur cet ordre qu'est fondé l'examen « classique ». Ainsi Binet et Simon, qui interprètent l'examen classique à partir de leur propre perspective (celle de l'âge et non celle de l'instruction), ne peuvent y discerner qu'injustice et erreurs puisque par exemple, nous rapportent-ils, un élève plus âgé sera désigné comme le plus intelligent par son maître, alors qu'il aura en réalité deux ans de retard sur les autres élèves[80].

[80] « Il est facile de comprendre qu'un maître, si intelligent qu'il soit, est sujet à une grosse illusion lorsqu'il cherche à juger l'intelligence de ses élèves ; il ne tient pas compte de leurs âges [...] et il accordera la préférence aux plus âgés. Récemment, nous demandions à un excellent maître quel était l'élève le plus intelligent de sa classe. Il répondit en désignant un élève qui [...] était en retard de deux ans sur l'instruction des enfants du même âge ; mais dans la classe où il se trouvait, son âge lui donnait une apparence de supériorité

Dans un article intitulé « *À propos de la mesure de l'intelligence* »[81], Binet commente ce qu'il appelle « les méthodes anciennes » : « Jusqu'ici le classement intellectuel a été fourni par le professeur, qui se guide d'après l'expérience qu'il a de ses élèves, et un bon professeur est capable d'apprécier leur intelligence naturelle, considérée à part de leur force d'application volontaire. Bien entendu je parle en général. J'ai insisté surtout sur cette considération que le jugement du professeur a de la valeur comme moyenne : s'il choisit dans sa classe les 5 enfants les plus intelligents et les 5 moins intelligents, son jugement peut être fautif sur tel ou tel élève, mais il se trompera beaucoup moins sur le groupe entier, et, en moyenne, le bon groupe qu'il a constitué vaudra mieux que le mauvais[82]. »

Là encore, le manque d'objectivité décrié cache une modification radicale et du point de vue adopté et des objectifs de la mesure : comment en effet Binet peut-il qualifier le jugement de l'enseignant de « fautif » sinon en le rapportant à une autre mesure de l'intelligence, une mesure fondée sur le rapport entre l'âge et le degré de connaissance, une mesure qui s'appuie sur une compréhension développementale de l'intelligence radicalement étrangère à celle partagée par le corps enseignant[83] ?

Ainsi, en explorant la question de l'objectivité de la mesure telle que posée par nos auteurs, nous avons découvert que le problème n'est pas tant de dresser une liste de questions dont on puisse mesurer objectivement les réponses que de repenser de fond en comble la nature

---

intellectuelle. » *in* : Alfred Binet et Théodore Simon, *Les Enfants anormaux, op. cit.*, n. 1, p. 59.

[81] Alfred Binet, « À propos de la mesure de l'intelligence », *L'Année Psychologique, 11*, 1905, pp. 69-82.

[82] *Id.*, p. 73.

[83] À une compréhension de l'intelligence comme intellection – comme saisie – des choses de l'esprit, Binet et Simon substituent une compréhension fondée à la fois sur un *ratio* intellection/âge, dont il faudrait chercher l'origine théorique dans les travaux d'Édouard Seguin (*Traitement moral, hygiène et éducation des idiots et des autres enfants arriérés ou retardés dans leur développement*, J.-B. Baillière, Paris, 1846, cité *in* : Michel Foucault, *Le pouvoir psychiatrique, cours au Collège de France (1973-1974)*, Gallimard/Seuil, Paris, 2003, n. 10, p. 224. « Le texte de Seguin le dit très clairement [...] Un arriéré, c'est quelqu'un qui se développe plus lentement que les autres » *in :* Michel Foucault, *Le pouvoir psychiatrique (op. cit.*, p. 206) et sur l'idée d'un développement spécifique (« [l'évolution de l'anormal] n'a pas été retardée d'une façon globale ; entravée sur un point elle s'est continuée dans des directions différentes. [...] Il en résulte que cet enfant n'est pas strictement comparable à un normal plus jeune : pour certaines facultés il reste à un niveau plus jeune ; mais, pour d'autres, il s'élève jusqu'au niveau de son âge. » *in* : Alfred Binet et Théodore Simon, *Les Enfants anormaux, op. cit.*, p. 20. L'analyse détaillée de cette question fera l'objet d'une prochaine étude.

même de l'examen, et particulièrement le rôle joué par le savoir de l'élève au cœur de ce processus de mesure. *L'examen pédagogique mis en place par Binet et Simon manifeste ainsi pleinement tout à la fois la cohérence de la position de ces derniers et en même temps l'incompatibilité radicale de cette construction avec la construction classique.* En effet, même si en apparence les questions posées aux élèves se ressemblent, l'examen pédagogique de Binet et Simon produit un nouveau partage, une nouvelle répartition des élèves. Il décompose et réorganise l'institution scolaire autour de nouveaux repères. Il y substitue enfin une norme à une autre, comme nous allons le voir maintenant.

La substitution normative

Binet ne semble en effet voir là qu'une amélioration de la méthode de mesure : « Le classement par l'appréciation subjective des professeurs laisse un peu à désirer. On peut l'appeler *la méthode de la cote intellectuelle.* L'autre méthode, la méthode nouvelle, que je crois préférable, peut s'appeler *la méthode du degré d'instruction*[84]. » Mais sous la discussion méthodologique, c'est bien une distinction de nature épistémologique et normative qui se fait jour.

Dans l'examen classique, l'appréciation de l'examinateur se fait à l'aune d'un savoir qu'il s'agit de reconnaître chez l'impétrant. Par rapport à ce savoir, l'élève est « à l'intérieur » ou « à l'extérieur » (il sait ou ne sait pas résoudre le problème de mathématiques, il a compris la méthode à utiliser ou il ne l'a pas comprise, il sait ou ne sait pas lire cette phrase, etc.). L'examen est une forme de *reconnaissance*. L'examen sanctionne en ce sens une forme *d'initiation,* dans la mesure où l'examinateur est celui qui habite le monde du savoir, celui qui est déjà de l'autre côté, dans la mesure où il s'agit pour lui de sanctionner le passage réussi de l'épreuve par l'élève, de *reconnaître* ce dernier comme un *alter ego*. Cet aspect qualitatif de l'examen, qui se retrouve dans les formulations employées[85] ou dans les modalités de publicité du résultat[86], est

[84] Alfred Binet, « À propos de la mesure de l'intelligence », *op. cit.*, p. 73.
[85] « reçu », « recalé », ...
[86] Jusqu'en 1852, la notation en usage pour l'oral du baccalauréat se limitait à « bien » ou « mal », matérialisée par des boules blanches et noires. Jusqu'en 1864, ce sera « bien, mal, et passable » (*cf.* Antoine Prost, *L'enseignement en France (1800-1967)*, Armand Colin, Paris, 1968, p. 61.)

consubstantiel à la nature même d'une épreuve qui n'a pas pour tâche première de classer les individus selon leurs virtualités mais de sanctionner leur appartenance à l'une ou l'autre des deux catégories fondamentales : celle de ceux qui savent et celle de ceux qui ne savent pas.

Dans une telle perspective, il ne peut y avoir classement que dans la mesure où le savoir supporte une subdivision selon des articulations qui lui sont propres et où la communauté reconnaît une certaine progressivité dans l'ordre des acquisitions. Le savoir structure toute comparaison, et par suite, il structure aussi l'au-delà de toute comparaison, cette zone d'exclusion que l'on nomme *anomalie.* Ainsi, « normal » et « anormal » ne peuvent se comprendre qu'à partir et autour des articulations propres de ce savoir. Or comment séparer de manière radicale deux personnes qui sont en chemin vers un même et ultime savoir ? Comment séparer radicalement deux personnes qui « habitent » une fin commune ? Les « normaux » constituent l'ensemble des personnes qui fréquentent ce savoir, qui cheminent de concert à défaut d'être côte à côte, qui gravissent les marches d'une progression rythmée par les temps propres du savoir encore à découvrir. Par opposition « l'anormal » est celui qui ne gravit pas ces marches, qui est en dehors de cette dynamique. L'anormal est celui qui malgré ses efforts ne comprend pas « vraiment » l'exercice, celui qui ne « rentre » pas dans les problèmes posés, celui qui ne sait pas « vraiment » lire, et par extension, *celui qui ne réussit décidément pas à se soumettre à la discipline scolaire*[87], tant il est clair que dans l'école de la troisième République c'est dans la discipline pédagogique que le rapport au savoir se construit.

Et c'est bien ainsi que le comprennent tout à la fois les aliénistes et les instituteurs. Pour les uns comme pour les autres, le rapport au savoir est normatif, et cette norme permet l'identification des anormaux, *par défaut de norme* si l'on peut dire. Peu importe alors qu'il s'agisse pour les premiers d'affiner leur typologie de l'anormalité et d'y faire la différence entre ceux qui sont éducables et ceux qui ne le sont pas, ou qu'il s'agisse pour les seconds de repérer les instables comme ceux qui n'entrent pas dans la norme définie par la discipline pédagogique. Dans les deux cas, la norme est l'intérieur, elle est ce à partir de quoi l'anormal est l'extérieur.

---

[87] « L'irréductible à la discipline scolaire ne peut exister que par rapport à cette discipline ; celui qui n'apprend pas à lire et à écrire, ça ne peut apparaître comme problème, comme limite qu'à partir du moment où l'école suit le schéma disciplinaire. » *in :* Michel Foucault, *Le pouvoir psychiatrique, op. cit.*, p. 55.

Les disciplines asilaires, pédagogiques, policières ou pénales peuvent différer, elles n'en reposent pas moins toutes sur une compréhension de la norme comme communauté de gens « normaux ».

À l'opposé, la norme instituée par Binet et Simon est la moyenne statistique d'une variable simple à mesurer et rapportée à une grandeur universellement partagée : l'âge. Ici, personne ne sera rigoureusement « dans la norme », mais les élèves en seront plus ou moins loin et c'est cet écart qui sera décisif pour l'appréciation. Il n'y a plus d'intérieur et d'extérieur mais un écart qu'il convient d'apprécier. *Il y aura alors une distance à la norme au-delà de laquelle on conviendra de parler d'anomalie, mais comme fixer la limite ?* Comment donner un sens à la distinction qui va mécaniquement s'opérer entre celui qui est au bord intérieur et celui qui est au bord extérieur dans la mesure où *métriquement* rien ne sépare ces deux élèves ? Toute la difficulté réside pour Alfred Binet dans la détermination des bornes de l'anomalie qu'il vient d'élaborer et ses analyses témoignent largement de cette hésitation récurrente[88]. Ainsi, Binet et Simon indiquent que si « dans un certain nombre de cas, la faiblesse d'intelligence d'un enfant est si grande qu'elle ne laisse place à aucun doute », en général « étant d'une forme plus atténuée, l'interprétation qu'on doit en faire demande un travail plus délicat[89] ». Il faut alors se pencher sur « la distinction si difficile, et cependant si intéressante, entre les formes légères de débilité mentale et l'état normal »[90]. « Le problème majeur devient ainsi le repérage de l'enfant anormal le plus semblable à l'enfant normal[91]. »

Or, toute tentative de précision de l'anomalie va passer par l'établissement d'un classement plus fin et donc par la mesure d'un écart à la moyenne plus précis. Cela revient donc à accroître la dispersion, l'étalement de la population considérée autour de la valeur moyenne[92].

---

[88] *Cf.* En particulier le concept de *frontière* introduit par Binet dans le *Bulletin de la Société libre pour l'étude de l'enfant* (p. 430) et discuté par Binet et Simon dans « Méthodes nouvelles pour le diagnostic du niveau intellectuel des anormaux ». *L'Année Psychologique, 11*, 1905, p. 235 *et sq.*

[89] Cité *in :* Monique Vial, *Les enfants anormaux à l'école, aux origines de l'éducation spécialisée 1882-1909, op. cit.*, p. 79.

[90] Alfred Binet et Théodore Simon, « Sur la nécessité d'établir un diagnostic scientifique des états inférieurs de l'intelligence », *op. cit.*, p. 178.

[91] Monique Vial, *Les enfants anormaux à l'école, aux origines de l'éducation spécialisée 1882-1909, op. cit.*, p. 81.

[92] Le terme « dispersion » est ici à entendre dans son sens commun et non dans son acception mathématique (variance) : il s'agit en effet moins ici d'augmenter l'écart à la moyenne que de « densifier » le support de la variable aléatoire.

Cela va augmenter la précision du classement puisqu'on accroît le pouvoir séparateur du test, mais en faisant cela, on agrandit dans le même temps la zone de transition entre normalité et anormalité. Ainsi on crée mécaniquement un besoin de caractérisation accrue du point de basculement dans « l'anormal », et on augmente dès lors l'ambiguïté que l'on vient de stigmatiser. Autrement dit, la caractérisation de la frontière entre *normal* et *anormal* se fait à un niveau de précision donné, comme un compromis sur une zone de largeur donnée dont on s'accorde à considérer qu'elle est le lieu de la transition. Comme la construction de l'anomalie se fait dans une zone et non plus au bord d'une ligne de démarcation disciplinaire aisément identifiable par le professeur, toute dispersion élargit la zone et affaiblit dans le même temps la précision de la caractérisation. C'est en fait parce que cette caractérisation est non quantitative dans son principe même. Et c'est sur ce point que va buter la dynamique de Binet et Simon.

La construction de l'anomalie que mettent en œuvre nos auteurs rend donc hautement problématique la recherche synchrone, d'une part, d'une échelle de classement toujours plus fine et, d'autre part, d'une caractérisation de l'anomalie toujours plus précise. On comprend dès lors comment cette dynamique paradoxale a conduit le travail de Binet à basculer en quelque sorte d'un côté du paradoxe au détriment de l'autre, à basculer du côté de l'amélioration du classement au détriment du repérage des anormaux. Et on comprend comment l'amélioration incessante du test a conduit les auteurs à progressivement substituer à une anomalie conçue comme caractérisant les « marges » de la population considérée, une vision « englobante » de cette anomalie (cette dernière étant simplement caractérisée par un écart non nul à la norme, c'est-à-dire ici à la valeur moyenne, les anormaux étant ceux qui ne sont pas exactement dans la valeur moyenne). Une telle définition amène évidemment très vite à confondre population normale et anormale, puisque personne ou presque n'est exactement dans la moyenne. Dès lors, l'échelle ne repère plus les anormaux parmi les normaux (ce qui n'aurait plus de sens), mais elle établit une différenciation généralisée des élèves entre eux, un ordonnancement, une répartition élaborée à partir d'un nouvel examen, le contrôle de degré d'instruction : presque tous les éléments sont en place pour qu'apparaisse l'échelle psychométrique. L'examen est investi et reconstruit – dans sa matière et dans ses fins – sur des bases radicalement nouvelles.[93]

Il reste alors à remarquer, comme le font d'ailleurs Binet et Simon dans leur ouvrage, que si le savoir est un bon instrument de classement, comme cela a été amplement souligné ici, il ne permet tout de même pas à lui seul un classement optimal de la population scolaire, parce que toute question « scolaire » suppose toujours pour être simplement comprise une connaissance préliminaire et implicite, et une telle connaissance biaise le test puisqu'elle n'est pas également répartie chez les élèves. « On se dit que l'instruction n'est pas tout, que certains enfants qui ont de la peine à assimiler les connaissances de l'école par inaptitude, ou par distraction, mollesse, paresse, peuvent cependant être intelligents[94] », c'est pour eux que l'on propose un examen psychologique. Ici Binet et Simon parachèvent en quelque sorte le travail de substitution réalisé dans l'examen pédagogique, ils remarquent que le savoir n'est pas le passage obligé pour mesurer l'intelligence, et qu'il peut même parfois ne pas être l'outil le plus adapté. Le savoir scolaire est donc non seulement instrumentalisé, mais il est en outre bientôt considéré comme un instrument en général insuffisant, car inapte à assurer l'établissement de ce classement optimal que les auteurs appellent de leurs vœux. On voit bien comment ici l'examen psychologique, loin d'être d'une nature différente de l'examen pédagogique, vient compléter le repérage des élèves intelligents et peu instruits et va permettre d'affiner ainsi le classement de l'ensemble de la population scolaire.

L'examen psychologique apparaît dès lors comme une extension naturelle de l'examen pédagogique et c'est bien ce dernier qui rompt radicalement avec l'organisation classique de l'école autour du savoir. Ainsi le travail sur le repérage des anormaux d'une part et l'universalisation de l'Échelle métrique d'autre part se trouvent liés de manière essentielle dans cette dynamique paradoxale d'investissement de l'examen, une dynamique qui nous permet d'interpréter l'universalisation de l'Échelle métrique comme le dépassement nécessaire du repérage des états inférieurs de l'intelligence.

---

[93] Il faut peut-être voir là, en germe, les raisons du relatif échec « institutionnel » de ce travail de repérage : l'institution scolaire ne pouvait se laisser reconstruire ainsi aussi vite. Mais on peut penser que la constitution des Sciences de l'éducation et des didactiques disciplinaires comme champs scientifiques propres au sein de l'institution scolaire hérite directement de la dynamique de substitution inaugurée par Alfred Binet et Théodore Simon.

[94] Alfred Binet et Théodore Simon, *Les Enfants anormaux*, *op. cit.*, p. 97.

LES RELATIONS BINET-BURT ET QUELQUES DIFFÉRENCES CULTURELLES DANS LA MESURE DE L'INTELLIGENCE

Diana FABER[95]

Nous faisons l'hypothèse ici qu'un examen de quelques différences culturelles entre la France et l'Angleterre pourrait aider à expliquer la divergence des pratiques psychologiques entre les deux pays dans la mesure de l'intelligence à la fin du XIXe siècle et au début du XXe siècle. Nous étudierons respectivement les valeurs et les institutions de la société anglaise à travers les travaux et les croyances de Francis Galton (1822-1911) et un de ses disciples et admirateurs zélé Cyril Burt (1883-1971). D'un autre côté, en France, le premier succès de la méthode de mesure de l'intelligence de Binet (1905) mit fin à la production d'années de recherches sur des sujets adultes ou enfants. Il travailla à la fois seul et avec beaucoup de collaborateurs.

Éducation en Angleterre

Définissons premièrement le système de classe en vigueur en Angleterre à cette période. Les modes d'éducation confirmaient ce système. En d'autres termes, les enfants nantis étaient éduqués dans les écoles « publiques » (c'est-à-dire privées et payantes). Les plus fameuses et prestigieuses d'entre elles étaient, et demeurent, Eton et Harrow dans lesquelles les garçons entraient à l'âge de 13 et 14 ans. À

---

[95] Université de Liverpool. Département de psychologie. Texte traduit de l'Anglais par Caroline Soubayroux et Bernard Andrieu.

partir de l'âge de 6 et 7 ans les garçons étaient préparés à entrer dans de telles écoles dans ce que l'on pourrait appeler une classe préparatoire, payante aussi. Les autres enfants (des classes sociales inférieures) étaient éduqués dans les écoles d'état qui étaient disponibles. Ce fut dans un tel système de classe sociale et éducationnelle que Burt conduisit ses premiers tests d'intelligence en 1909. Un des faits saillants de l'éducation anglaise fut l'esprit persuasif de compétition brutale dans les écoles et en particulier pour l'entrée dans les Universités d'Oxford et de Cambridge. Les bourses d'étude et les prix étaient donnés aux enfants entrant dans les écoles publiques et dans les Universités. Par exemple Cyril Burt gagna le prix Thorndike et reçu une bourse John Locke pendant sa scolarité à Oxford qui lui permit de passer un été à l'Université de Würzburg. Il y avait aussi des concours pour entrer dans le service civil et dans l'administration coloniale. Ensemble, Francis Galton et Cyril Burt ont souscrit à un tel système, étant eux-mêmes des exemples de la haute compétition entre individus. Ils ont incorporé en tant que tel l'ethos compétitif de la lutte et la rivalité particulièrement mise en œuvre dans le domaine de l'éducation privée.

Francis Galton

Deux facteurs en particulier ont influencé le chemin qu'a suivi Galton dans l'élaboration du test mental. Depuis son plus jeune âge il était convaincu de l'hérédité (transmission) de l'intelligence. Deuxièmement, quand il étudie la société britannique en général, il conclut qu'il est nécessaire d'examiner une population intelligente pour une connaissance spécialisée. Il croyait que les classes supérieures n'avaient pas renouvelé leur stock en nombre suffisant, alors que la proportion de naissance des classes sociales basses était en excès, dilatant ainsi la compétition d'ensemble dans le pays. En conséquence, Galton fonda et nomma une société d'Eugénisme en 1907 ; son but était d'encourager et de récompenser la procréation élevée parmi les classes supérieures et dans le même temps de décourager le taux élevé de naissances parmi les pauvres. Galton ne pouvait prouver qu'une telle politique reposait sur l'héritabilité de l'intelligence.

Cependant il affirma ce qu'il appelait « l'éminence » ou le succès dans la vie comme une preuve d'une intelligence sous-jacente et héritée dans laquelle les facteurs environnementaux jouaient très peu ou aucune part. Il illustrait sa thèse dans son livre de 1869 "Hereditary Genius". Pour Galton la poursuite d'une action politique eugéniste était à la fois une obligation morale et civique. Dans le but de poursuivre une pratique eugéniste la mesure de l'intelligence était nécessaire. Quelle était sa croyance concernant la nature de l'intelligence ? Brièvement, la position empiriste endossée par Galton estimait que la connaissance était un produit de l'expérience sensorielle humaine par laquelle l'information provenant d'événements extérieurs passait au travers des sens : ainsi la plupart de nos sens sont perceptibles par différence, les plus importants étant la capacité à juger et l'intellect. À ces capacités sensorielles, Galton a ajouté la vitesse et la force physique. Lors de l'exposition internationale de la santé qui se tînt à Londres en 1884, Galton mit en place son laboratoire anthropologique. Pour le prix de 3 pences, chaque visiteur était testé dans ce laboratoire pour sa force, son temps de réaction, la finesse du regard, le degré de jugement, etc. Les résultats de leurs efforts furent donnés à chacun des participants, plus de 900 membres du public, et les copies de leurs résultats furent gardées pour des analyses statistiques. Ces tests galtoniens servirent de modèle et d'orientation pour les tests mentaux, comme le fit par exemple James McKeen Cattell (1860-1944) aux États-Unis en 1890.

La passion de Galton pour la mesure le poussa à mettre les statistiques au service de ses tests. L'étude de la ligne de régression fut réalisée par Galton après des mois de travail à regarder les relations entre les mesures physiques, à savoir entre la taille des parents et de leurs enfants. Les méthodes de corrélation de Galton furent reprises et affinées par Karl Pearson (1857-1936). Le terme de *Biométrie*, conçu par Pearson, fait à l'origine référence à l'étude de l'hérédité par des méthodes statistiques et plus particulièrement par l'utilisation des coefficients de corrélation. Le premier journal nommé *Biométrie* parut en 1901. En Angleterre le développement de plus en plus important de la statistique servit aux tests anthropologiques et psychologiques. Par exemple, les données que Galton collecta à partir de ses tests au laboratoire d'anthropologie lui permirent de noter que, comme les mesures physiques, elles suivaient une courbe normale ou Gaussienne de distribution. Les scores individuels étaient d'un intérêt minime et étaient interprétés comme liés à beaucoup d'autres scores individuels.

Les dettes intellectuelles et professionnelles de Burt

Inspiré par Galton, Burt lui fut redevable : il croyait en la transmission d'un facteur général d'intelligence et voulait suivre les méthodes statistiques d'analyse fondées par Galton et développées par Pearson et Charles Spearman (1863-1945). Le premier emploi de Burt fut au département de psychologie de l'Université de Liverpool en 1908. Son travail consistait à apporter son assistance dans les expériences physiologiques, mais la préférence de Burt allait aux enquêtes sur l'intelligence. En ce temps-là, il a été amené à connaître la première (1905) et probablement la seconde (1908) échelle de l'intelligence de Binet. Il réclama pour cette dernière une autorisation que Binet lui donna en 1909 pour traduire et adapter son Échelle à l'usage des écoles anglaises. En 1909, dans ses "Experimental Tests of General Intelligence", un des tests reprenait un item du Binet/Simon à propos de l'attention volontaire. Burt a utilisé aussi le test de Meumann sur la mémoire immédiate. Les neuf autres tests s'attachaient davantage aux mesures anthropométriques et sensorielles reflétant ainsi les convictions de Burt au sujet de la nature de l'intelligence vue comme « une capacité cognitive générale innée » et confirmait la valeur des procédures statistiques pour supporter sa théorie.

À cette fin ses buts étaient doubles : premièrement de tester et d'appuyer les méthodes mathématiques de corrélation de Spearman (c'est-à-dire "General Intelligence objectively determined and measured", 1904), et deuxièmement de trouver des corrélations supérieures à celles produites par les tests sensoriels. Burt utilisa des sujets anglais du cadre éducatif. Il employa 30 enfants d'une école élémentaire d'Oxford et 13 d'une école préparatoire. Il constata que les enfants de la première était de la plus basse classe sociale et que ceux de l'école privée étaient de la plus haute. Sans surprise, il trouva que les résultats aux tests de la classe d'enfants la plus élevée disposait d'un meilleur niveau d'intelligence comme le confirma le calcul de la matrice des corrélations.

Les différences méthodologiques de Binet et de Burt

Pour sa part Binet ne faisait pas confiance dans les jugements des professeurs à propos de l'intelligence de leurs élèves : par exemple quand on demanda aux instituteurs français d'estimer le nombre d'enfants anormaux dans leurs écoles, les estimations variaient de 0% à 70%. Binet n'utilisa sans doute pas les estimations des instituteurs, comme le fera Burt, pour valider sa méthode. Burt se fia aux jugements des professeurs au point de les utiliser comme '*imputed intelligence*' pour montrer les corrélations avec les tests concernant les processus mentaux les plus élevés. Burt était favorable à l'utilisation de l'assentiment des professeurs, il le fit encore une fois dans son étude de 1911 et déclara que "*the school master's prior knowledge of the individuals tested provided the best criterion of the results*".

La matrice de Burt montrant une hiérarchie de corrélations confirma celle de Spearman (1904-1905) qui validait sa théorie de l'intelligence générale ou 'g'. En 1910 Binet exprima une critique et écarta l'usage des corrélations. On sait aussi qu'il ne prit pas pour garantie les demandes intellectuelles faites par certains *curriculum* scolaires. La méthode de Binet était de demander ce qu'impliquaient les tâches requises chaque jour en termes de processus intellectuels comme la mémoire, le jugement, la perception etc. Sa méthode était analytique et son scepticisme l'aurait poussé à questionner la validité d'utiliser des sujets scolaires dans une hiérarchie pour prouver une théorie de l'intelligence. S'il avait décidé de faire une critique de la matrice de Spearman, il aurait relevé que les noms d'écoles des sujets étaient trompeurs.

Il aurait demandé par quelles méthodes les thèmes scolaires étaient enseignés et quels processus mentaux étaient impliqués. Un exemple pourrait être l'enseignement du Latin et du Français dans les écoles anglaises. En ce temps le Latin et le Grec (les Classiques) et le Français étaient généralement enseignés de manière assez similaire, offrant ainsi une corrélation erronée entre les résultats des tests de ces matières. En plus la mémoire était probablement particulièrement impliquée dans plusieurs matières, laissant ainsi un doute sur la validité de ces corrélations. La convention culturelle anglaise était de placer les performances en *Classics* "*Greats*" ; qui étaient connus comme le couronnement intellectuel. Comme il l'avait souhaité, Binet aurait analysé et rejeté quelques-unes des suppositions faites par Galton et Spearman. Heureusement, Binet avait trouvé sa propre méthode basée sur ses récentes études dans les écoles et sa propre maison. Sa voie était pragmatique et finalement ce fût une réussite. Dans le même temps, Burt tenta d'apporter son soutien à la théorie de l'intelligence de Binet, mais peut-être inspiré par Binet il s'éloigna des items du type anthropométrique et vit la valeur d'utiliser les processus mentaux supérieurs pour tester l'intelligence.

Critiques et jugements

On peut caractériser Galton, Spearman et Burt comme des psychologues convaincus de leurs croyances en la supériorité des hautes classes sociales en termes d'intelligence, dont la nature était à la fois innée et générale. Ils considéraient les statistiques comme étant la meilleure méthode pour appuyer de telles théories. À défaut de support statistique, une explication neurologique aurait suggéré le rôle d'une action intégrative du système nerveux pour rendre compte de l'intelligence générale. Nous ne pouvons pas caractériser Binet comme ayant de telles convictions à l'exception de sa croyance la plus ferme que l'intelligence se manifeste elle-même de toutes sortes de manières et soit mieux mesurée par des tests portant sur les processus mentaux supérieurs.

L'appréciation par Burt de l'Échelle de Binet semblait l'avoir convaincu du bon jugement de Binet dans ce cas. D'autre part, Binet n'était pas convaincu de la validité des méthodes statistiques britanniques. En 1910, il donna une revue critique du travail de Burt : "Experimental Tests of general Intelligence" (1909). Son attaque était dirigée vers Spearman dont il trouvait étranges les suppositions ou les thèses. Il fit peu de commentaires sur l'étude de Burt, sauf pour dire que ces tests étaient inintéressants et plein de mathématiques en référence à ces deux larges matrices de coefficients de corrélations. Si l'affirmation de Burt était correcte, l'année précédente Binet avait donné l'autorisation à Burt de publier une version anglaise de l'échelle. Vraisemblablement et justement, Binet était convaincu de la justesse de sa propre méthode et n'était pas contre l'idée de l'adoption de son Échelle en Angleterre.

Si Burt vit la validité de l'échelle de Binet, il fut également critique sur divers points. En 1914, il publia "The Measurement of Intelligence by the Binet tests" dans *Eugenics Review.* Ici il réitéra l'importance des tests mentaux au service de l'eugénisme. Son éloge pour l'œuvre de Binet est ainsi exprimée : ce fut « sous bien des manières une merveille et un chef-d'œuvre » (p. 140). Cependant, Burt fit quelques critiques variées sur les échelles. Par exemple : 1° il regretta que Binet n'eut « pas de schéma systématique couvrant de manière consistante les groupes de tests ». Et 2° qu'il y eut besoin d'une validation extérieure. Il releva également 3° qu'il y avait trop d'items sur le langage et 4° que la capacité à enseigner les autres allait contre la validité des tests. Il releva aussi 5° que la compréhension de Binet de la « rectitude » était ambivalente : était-ce un trait de l'intelligence générale ou du développement ? Il est évident que Burt n'avait pas pris connaissance ou compris la nature pragmatique de l'entreprise de Binet, puisqu'il critiquait la manière dont Binet « chassait les tests d'intelligence avant l'intelligence telle qu'elle avait été isolée et analysée » (p. 42). Une autre critique, la 7°, était que « la variabilité entre les individus excédait la variabilité développementale ». Une autre critique, la 8°, également fait référence à l'aspect proprement développemental des tests de Binet, et il souligne « que le cours du développement n'est en aucun cas une simple progression » (p. 50). C'est une critique injustifiée puisque Binet a reconnu que le développement suit une courbe inégale et qu'elle avait ses paliers ou des points d'appui. Dans l'ensemble, Burt, étant incliné à une position préformiste, était sceptique face à une théorie développementale. Burt se réfère à un « âge mental » - un concept que Binet n'acceptait pas : il voyait ses échelles comme des classifications par niveaux et non pas comme une mesure arithmétique.

Quelques autres critiques de Burt font référence aux pratiques culturelles et psychologiques de son propre pays. Il déclare qu'une théorie de l'intelligence devrait avoir précédé la recherche pour des items de test. Burt n'accordait aucune reconnaissance à l'utilité de l'approche pragmatique de Binet, étant perdu d'admiration pour Galton et particulièrement pour la théorie de Spearman sur les facteurs généraux et groupés de l'intelligence. Sachant l'engagement de Burt pour les méthodes statistiques, il n'est pas surprenant qu'il ait recommandé une hiérarchie de corrélations pour montrer comment toutes les tâches sont relatives les unes par rapport aux autres pour trouver l'intelligence générale. Alors que le penchant de Burt en faveur des méthodes anglaises de psychologie et des pratiques statistiques était attendu, il alla plus loin en proclamant de manière erronée que Binet était à la recherche de l'intelligence native ou congénitale.

Burt est incapable de reconnaître la validité de l'utilité du travail de Binet à propos des définitions de l'intelligence telles que "bien juger, bien comprendre, bien raisonner". Néanmoins Burt reconnut, comme d'autres l'avaient déjà fait, que « cela était la part préliminaire du fait que les tests de Binet étaient tout à fait valables ». Le contenu de cet article suggère cependant que Burt n'était pas réellement informé ou peut-être préférait négliger les circonstances dans lesquelles Binet entreprit de trouver les moyens de détecter les enfants qui ne pouvaient pas suivre les demandes de la classe. 45 ans plus tard dans un article (1955) on voit que Burt conserve son admiration pour Galton mais cette fois exprime l'idée que Binet a à plusieurs reprises reconnu la dette qu'il devait à Galton. Mais pas plus tard que 1911, Claparède, dans sa révision de l'œuvre de Binet, releva que "Galton était plus anthropologiste et statisticien que psychologue, et la comparaison (avec Galton) ne pourrait se soutenir longtemps" (p. 386).

Les différences culturelles

De cette brève analyse nous pouvons percevoir les différences culturelles entre deux divergences nationales dans les pratiques et croyances psychologiques. On devrait se demander jusqu'à quel point Binet et Burt sont conscients de ces dernières. Nous avons eu un aperçu de leurs critiques mutuelles et on peut émettre l'hypothèse qu'il y avait des intolérances des deux côtés. Cyril Burt avait-il compris quelles étaient les situations dans lesquelles Binet travaillait, particulièrement en 1900, et qui l'avaient conduit à poursuivre son travail à partir de 1904 ? Sous les auspices de l'éducation primaire de Jules Ferry, en principe l'école était devenue gratuite, obligatoire et laïque. En Angleterre l'Acte 1 de 1870 recommandait l'éducation primaire pour les pauvres. Mais en Angleterre il n'y avait rien qui soit véritablement équivalent à la "Société Libre pour l'Étude psychologique de l'Enfant" que Binet rejoint en 1900. Il en devint un de ses assesseurs et en 1904 son président. Ce fut à l'intérieur de ce système et de cette section pour les anormaux que Binet reçut de la part de la commission ministérielle l'ordre de dépister les enfants qui n'étaient pas capables de bénéficier de cette première éducation.

Contrairement à Binet, Cyril Burt était moins impliqué dans le fait de tester les écoles pour enfants et ses yeux étaient fermement fixés sur sa volonté de trouver un support à sa théorie chérie de l'intelligence. Je doute que Burt fut conscient du contexte éducationnel dans lequel Binet releva le défi du Ministère de l'Éducation.

Conclusions

Les nombreuses différences entre les orientations et les contextes français et anglo-saxons furent clairement marquées dans les tests d'intelligence. La croyance en une orientation statistique en Angleterre n'était généralement pas acceptée en France où une analyse qualitative était considérée comme nécessaire avant toute analyse statistique. Alors que la croyance en une théorie de l'intelligence comme étant une transmission des capacités cognitives générales était affirmée par Galton, Burt et Spearman, il ne semblait pas y avoir de consensus équivalent sur une telle théorie en France. Binet lui-même était intéressé au départ par les manifestations de l'intelligence telles qu'elles se présentaient dans différentes tâches. En Angleterre l'intérêt s'était porté sur les échelons supérieurs de l'intelligence : Galton, par exemple, remarqua un besoin d'une population plus compétente intellectuellement. En France, une tradition plutôt différente était développée, notamment l'étude de l'anormalité, car ceci était vu comme utile pour éclairer ce que l'on considérait comme la normalité et la fonction normale. De telles pensées étaient appliquées aux performances des enfants. En tant que membre dominant de la "Société Libre pour l'Étude psychologique de l'Enfant" Binet répondit à la commission ministérielle en 1904 pour dépister les écoles d'enfants retardés. Binet, avec Théodore Simon, produisirent la première échelle d'intelligence utilisable en 1905.

Binet et Burt : différences de personnalité

Les différences de personnalité entre Binet et Burt étaient très marquées, à tel point qu'elles influencèrent leurs pratiques psychologiques dans le test d'intelligence. Burt était avant tout un disciple car il souhaitait étendre l'héritage de Galton. D'autre part, Binet apparaissait avoir peu d'allégeances et travaillait de manière indépendante, suivant généralement sa propre passion pour les tests individuels et relevant les styles personnels de performance. Ce fait fut noté par Claparède. Il en conclut que "Binet, au total, nous apparaît comme un esprit profondément original. Il ne ressemble qu'à lui-même." (1911, page 386). L'intérêt de Binet pour les différences individuelles fut mis en avant en 1896 dans son travail avec Victor Henri. D'autre part, le *testing* « à la Galton » mettait certainement moins l'emphase sur l'individu qui était évalué avant tout comme appartenant à un groupe plus large dans lequel le contexte était assumé comme neutre. Binet croyait que le contexte d'un test devait être considéré comme un facteur d'influence dans le comportement du sujet. La définition implicite de Binet du sujet expérimental était celle d'une personne en tant que telle plutôt que comme une composante d'un test statistique. Ceci est plus apparent dans les études de Binet sur ces deux filles rapportées en 1903. Finalement là où Burt était convaincu par la force de ses croyances, l'approche de Binet était plus tentatrice : il vit ses résultats comme prévisionnels et prédisait que d'autres confirmeraient ses méthodes de test de l'intelligence.

Il n'est pas facile de décrire la relation Binet-Burt en termes professionnels et personnels car aucune correspondance entre les deux n'a survécu. Cependant, Burt a fait des commentaires variés sur ses visites à Paris pour « voir les deux hommes (Binet et Simon) au travail ». Il se réfère au soutien de Binet dans son entreprise d'adapter l'Échelle métrique pour son utilisation en Angleterre. Cependant, on ne peut supposer que Binet manifestait de la bonne volonté envers Burt. Des années plus tard, Burt conservait Galton en haute estime. Bien plus, en 1955, il proclama que Binet avait toujours exprimé sa dette contractée avec Galton ! Dans ce cas le patriotisme de Burt et son admiration pour Galton a déformé son jugement. Les signes montrent que les deux hommes ne trouvaient pas l'autre "sympathique", mais cela ne peut être confirmé. En l'absence de correspondance et en dépit d'une recherche dans les archives Burt et ailleurs, il n'a pas été possible de trouver la preuve d'une rencontre.

Bibliographie

Binet, A., & Henri, V. (1896). La psychologie individuelle. *L'Année Psychologique*, *2*, 411-465

Binet, A. (1903). *L'étude expérientale de l'intelligence*. Paris : Schleicher Frères. (Réédité en *fac simile* chez L'Harmattan à Paris en 2004).

Binet, A., & Simon, Th. (1905). Méthodes Nouvelles pour le diagnostic du niveau intellectuel des Anormaux. *L'Année Psychologique*, *11*, 191-244. (Réédité sous forme d'ouvrage en *fac simile* chez L'Harmattan à Paris en 2004).

Binet, A., & Simon, Th. (1908) Le développement de l'intelligence chez les enfants. *L'Année Psychologique*, *14*, 1-91. (Réédité sous forme d'ouvrage en *fac simile* chez L'Harmattan à Paris en 2004).

Burt, C. (1909). Experimental tests of general intelligence. *British Journal of Psychology*, *3*, 94-177.

Binet, A (1910). C. Burt : "Experimental Tests of General Intelligence". *L'Année Psychologique*, *16*, 459-460.

Burt, C. (1911). The experimental study of general Intelligence. *Child Study*, *4*, n°. 2, 33-45 ; 92-101.

Burt, C. (1914). The measurement of intelligence by the Binet tests. *Eugenics Review*, *1*, 36-50, 140-152.

Burt, C. (1955). The Meaning and assessment of intelligence. *Eugenics Review*, *7*, 81-91.

Cattell, J. Mckeen (1890). Mental Tests and Measurements. *Mind*, *15*, 373-381.

Claparède, Ed. (1911). Alfred Binet. *Archives de Psychologie*, *11*, 376-388.

Galton, F. (1869). *Hereditary Genius*. London : Macmillan and Co.

Spearman, K. (1904). 'General Intelligence' objectively determined and measured. *American Journal of Psychology*, *15*, 201-293.

ÉVALUATION CLINIQUE ET MESURE STATISTIQUE

Olivier MARTIN[96]

Nous ne souhaitons pas, ici, revenir sur les circonstances humaines et institutionnelles ayant favorisé le développement des tests de Binet et Simon, sur leur devenir au sein de la psychologie française comme de la psychologie américaine au cours du XXe siècle[97]. Notre propos est centré sur « l'esprit » des tests de Binet, sur les transformations de cet « esprit » lorsque les tests traversent l'Atlantique. Qu'est-ce que mesurer l'intelligence selon Binet ? Quel est le sens de la notion de mesure dans son test ? Comment les tests se transforment, évoluent, dans le contexte américain ? Que deviennent-ils ?

En d'autres termes, quelle est l'épistémologie de la connaissance mise en œuvre dans les tests du psychologue français, comment cette épistémologie se transforme-t-elle ? Nous verrons que deux conceptions de l'évaluation des capacités intellectuelles s'opposent : l'une sous-tendant la conception des tests d'intelligence défendue par Binet ; l'autre sous-tendant la conception des tests standardisés tels qu'ils se développent aux États-unis (et plus tard partout ailleurs) à partir des années 1910.

---

[96] Maître de conférences, CERLIS, Université René Descartes, Paris V, olivier.martin@paris5.sorbonne.fr

[97] Nous renvoyons le lecteur intéressé à Martin, 1997, pp. 23-66 ; Zenderland, 1998.

Retour sur les principes de « l'Échelle métrique » de Binet

Dans la perspective de la construction d'un outil d'identification des enfants anormaux et des enfants inaptes à profiter du système d'enseignement, Alfred Binet et Théodore Simon s'attachent à définir la notion « d'état inférieur » de l'intelligence. Leur travail n'est pas facile tant sont nombreuses les définitions et les pratiques des médecins : l'absence de nomenclature unique crée la confusion et les pratiques cliniques sont souvent arbitraires et instinctives. En somme, affirment-ils, « ce qui fait défaut, c'est « *une base précise de diagnostic différentiel* » (1905b, p. 168). Dans une série de publications devenues célèbres depuis[98], ils exposent une méthode pour « le diagnostic du niveau intellectuel » (1905c) qui sera connue à partir de 1908 sous les noms de « Test Binet-Simon » ou de « Échelle métrique de l'intelligence » (1908, p. 3). Leur présentation est accompagnée d'infinies précautions : ils excluent que leur « test » – ou plutôt leur « méthode » selon le terme qu'ils utilisent – puisse servir à distinguer « idiotie acquise et idiotie congénitale », ou à établir un pronostic sur l'évolution future de l'enfant et sur « le caractère curable ou non de l'arriération » (1905c, pp. 191-198 ; 1908, pp. 66 *sq.*).

Au fil de ces publications, le test « Binet-Simon » évolue. Mais ces diverses versions ne diffèrent pas dans leur esprit : le principe des tests est établi dès 1905, seules les épreuves utilisées dans les tests et leur mode d'interprétation sont affinées au cours des années, au fur et à mesure que Binet et ses collaborateurs éprouvent leurs outils. Comme l'écrit Binet dans son dernier ouvrage, *Les idées modernes sur les enfants* (1911b) :

« L'idée directrice de cette mesure a été la suivante : imaginer un grand nombre d'épreuves, à la fois rapides et précises et présentant une difficulté croissante ; essayer ces épreuves sur un grand nombre d'enfants d'âge différent ; noter les résultats ; chercher quelles sont les épreuves qui réussissent pour un âge donné et que les enfants plus jeunes, ne serait-ce que d'un an, sont incapables en moyenne de réussir ; constituer aussi une échelle métrique de l'intelligence qui permet de déterminer si un sujet donné a l'intelligence de son âge, ou bien est en retard ou en

[98] 1905c, 1908, 1911a, 1911b. En réalité, dans le premier article présentant cette méthode psychologique Binet et Simon proposent également une méthode pédagogique et une méthode médicale. Dans les articles suivants [1908 et 1911a] ces deux méthodes disparaissent au profit de la seule méthode psychologique, *ie* du test d'intelligence « Binet-Simon ».

avance, et à combien de mois ou d'années se monte ce retard ou cette avance ». (1911b, p. 91)

Plus précisément encore, un test est une série d'épreuves (entre 5 et 30) mettant en œuvre différents traits psychiques : coordination, mémoire, volonté, compréhension, attention, aptitude à présenter une idée, analyse, esprit d'observation, raisonnement, capacité d'abstraction... ainsi que certaines combinaisons de ces traits. À chaque âge (compris entre 3 et 15 ans, dernière année avant l'âge adulte) correspond une série d'épreuves : les épreuves associées à un âge étant conçues de façon à être exécutées correctement par la majorité des enfants de cet âge. Pour déterminer le niveau intellectuel d'un enfant, il suffit d'examiner « l'âge le plus élevé dont il a accompli toutes les épreuves, avec une tolérance d'un insuccès dans une des épreuves de cet âge » (1908, p. 65). En clair, le niveau intellectuel d'un enfant réussissant toutes les épreuves de 3 ans jusqu'à 9 ans est de 9 ans. En calculant la différence entre le niveau intellectuel (ici 9 ans) et l'âge réel (par exemple 10 ans), il est possible de classer les enfants en différents groupes suivant le nombre d'années de retard ou d'avance (ici un an de retard). C'est ce principe que Binet et Simon appellent « l'échelle métrique de l'intelligence » et c'est l'âge ainsi calculé qui est nommé le « niveau intellectuel » et plus tard « l'âge mental ». La figure (illustration 1) ci-dessous permet de présenter les différentes épreuves soumises aux enfants en même temps qu'elle illustre un exemple de résultat (1911a, p. 153).

Parmi les épreuves composant le test, soulignons la présence d'épreuves sur la compréhension de phrases, sur la mémoire des nombres ou des mots, les épreuves de commentaire ou de critique de textes, de définition de mots et les épreuves sur des figures. Chacune des épreuves est accompagnée d'un long commentaire sur ses principes fondateurs, sur ses conditions d'utilisation, sur les pièges à éviter, sur les conditions d'acceptation ou de rejet des réponses, sur les types de réponses qui doivent être considérées comme absurdes. L'épreuve d'interprétation d'images (voir l'illustration 2) est par exemple accompagnée de 5 pages de commentaires dont nous donnons ici quelques extraits :

ILLUSTRATION 1

Tableau-type des résultats obtenus dans des expériences sur la mesure du niveau intellectuel, sur des enfants d'école primaire appartenant à un milieu médiocre de Paris. Les chiffres du tableau sont des proportions de réussite rapportées à 10. Ainsi, le chiffre 5 signifie que 5 enfants sur 10, soit la moitié, ont réussi l'épreuve.

DIFFÉRENTES ÉPREUVES	ÉCOLES DE M. L. ET DE M. M. SITUÉES À PARIS RUE DES RÉCOLLETS ET RUE SAMBRE-ET-MEUSE — AGE DES ENFANTS				
	7 ans.	8 ans.	9 ans.	10 ans.	12 ans.
6 ans.					
Distinguer matin et soir. . . .	10	10			
Définir par l'usage	10	10			
Copier losange.	9	10			
Compter 13 sous simples . . .	9	10			
Comparer 2 figures esthétiques.	9	10			
7 ans.					
Main droite, oreille gauche . .	8	10			
Décrire une gravure	7	10			
Exécuter 3 commissions. . . .	7	10			
Compter 9 sous simples et doubles	4	9	10		
Nommer 4 couleurs.	4	9	10		
8 ans.					
Comparer 2 objets de souvenir.	4	8	10	10	
Compter de 20 à 0	3	9	10	9	
Indiquer lacunes figures . . .	3	8			
Donner date du jour	4	8	10	10	
Répéter 5 chiffres.	2	5			
9 ans.					
Rendre sur 20 sous.		4	10	9	10
Définir mieux que par l'usage.		3	6	7	7
Pièces de monnaie		2	10	9	9
Mois		2	8	10	9
Comprendre des questions faciles		2	9	9	10
10 ans.					
Ordonner poids.		1	5	6	
Copier dessin mémoire		2	4	5	
Critiquer phrases absurdes. .			4	5	8
Loger 3 mots en 2 phrases. .			3	5	8
Comprendre questions difficiles			3	3	7
12 ans.					
Suggestion de lignes			2	3	
3 mots en 1 phrase.			2	4	8
60 mots en 3 minutes.			2	4	5
Définitions abstraites.			1	2	4
Phrases désarticulées.			1	4	7

« Avec les enfants, [les images] rendent des services inappréciables. [...] Nous allons nous en servir pour faire jaser l'enfant. [...] La chose, c'est l'image ; elle est devant lui, tableau suggestif renfermant le raccourci d'une foule d'objets qu'il connaît et qu'il aime regarder. Demandons-lui de nous dire ce qu'il voit. Non seulement il va parler, développer ce qu'il a de langage au service de ses idées, mais on lui laisse la liberté de regarder et de choisir dans l'image ce qui lui plaît. [...]

Il existe bien peu d'épreuves qui soient aussi fécondes en renseignements. [...] On présente [les gravures] à l'enfant l'une après l'autre en lui demandant « Qu'est-ce que c'est que ça ? ». Parfois, si l'enfant est très jeune il répond naïvement : « C'est une image », ou bien « C'est une carte postale ». On reprend alors la demande sous une autre forme : « Dis-moi ce que tu vois là ». Il est bien rare, tout à fait exceptionnel, que l'enfant reste muet. [...] Les réponses obtenues par nous se divisent en trois espèces, franchement distinctes, dont chacune caractérise un niveau intellectuel différent.

1°) Réponses par énumération : Ce sont les plus élémentaires. Le jeune enfant énumère isolément les personnages et les objets qu'il reconnaît dans la gravure. Il les énumère sans établir entre eux aucun lien. [...] Remarquons que c'est l'objet qui est nommé jamais l'action. À trois ans, on en est à la reconnaissance, à l'identification des objets. [...] [Autre] degré, à peine supérieur au précédent. Les noms ne sont plus donnés isolément ; ils commencent à être reliés, de manière la plus faible, il est vrai, par des conjonctions et, avec ou et puis. On rencontre parfois chez les enfants assez âgés, mais arriérés, ce type de réponse par énumération. [...]

2°) Réponses par description. C'est le niveau de sept ans. [...] Ici les caractères des personnages et la nature des choses sont l'objet d'une désignation ; de plus, on fait attention à leur liaison ; il en résulte qu'au lieu de simples mots, on se sert d'une phrase. [Par exemple] c'est un Monsieur et un petit garçon qui traînent une voiture.

3°) Réponses par interprétation. Le sujet de la scène ou la nature des personnages sont indiqués, soit par un mot d'ordre, soit par un commentaire et souvent il y a même une note émotionnelle, de tristesse ou de sympathie. Exemples : Un chiffonnier. C'est un malheureux qui déménage. Ce sont des gens qui déménagent à la cloche de bois. C'est un homme de peine » (1908, 8 sq.)

ILLUSTRATION 2

Épreuve de commentaire d'image ou de gravure

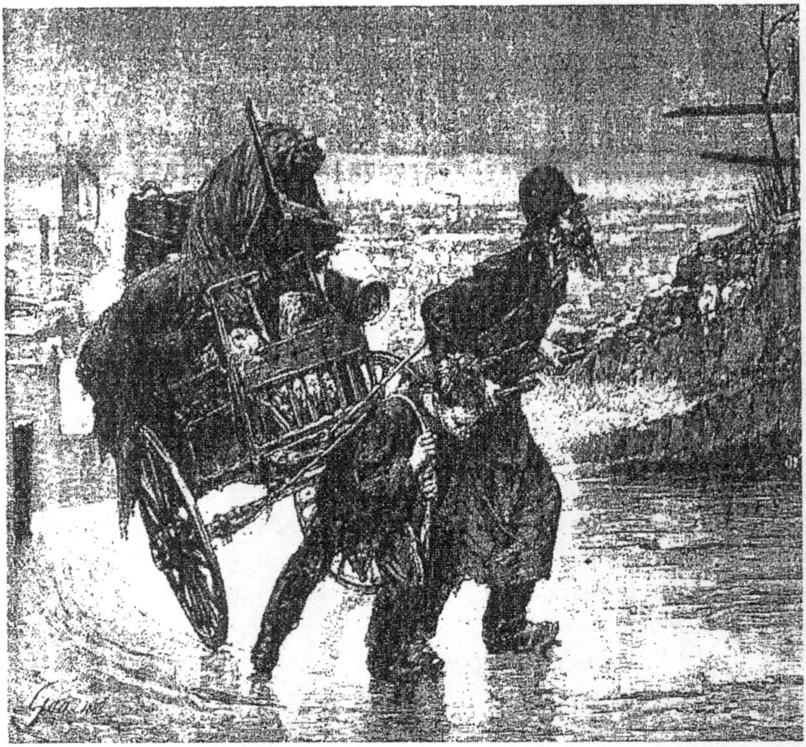

Inlassablement la mise au point de ces tests et leur présentation s'accompagnent de réflexions sur leurs conditions d'utilisation. Ils insistent tout particulièrement sur le caractère « clinique » des épreuves et sur la nécessité que celles-ci se déroulent en face-à-face : c'est un impératif méthodologique.

« L'examen doit avoir lieu dans un cabinet silencieux, bien isolé. L'enfant y sera appelé seul, sans autres enfants. Il est utile que l'enfant, quand il voit pour la première fois l'examinateur, soit rassuré par la présence d'une personne qu'il connaît, parent, infirmier, directeur d'école. On recommandera à ce témoin de rester immobile et muet, de n'intervenir à l'examen ni par paroles ni par gestes.

L'expérimentateur doit accueillir chaque enfant avec une familiarité bienveillante, pour dissiper la timidité du jeune âge. On lui dit bonjour dès qu'il entre, on lui serre la main, on le fait s'asseoir commodément. S'il est assez intelligent pour comprendre certaines paroles, on éveille sa curiosité, son amour propre. S'il refuse de répondre à un test, on passe à un autre ou bien on lui offre un bonbon ; si son mutisme s'accentue, on interrompt l'observation et on la renvoie à un autre jour ». (1905c, p. 198)

« Nous avons souvent constaté quel avantage on trouve à laisser une personne en tête-à-tête avec une leçon de prose ou de vers après lui avoir dit : « Tâchez d'en apprendre le plus que vous pourrez en cinq minutes ». Cinq minutes, c'est trop pour nous ; et puis pendant ce temps-là, le sujet nous échappe ; il peut être distrait, il peut songer à autre chose ; l'épreuve perd son caractère clinique ». (1905c, p. 196)

Il ne s'agit pas d'une méthode fournissant de façon automatique la réponse à la question « quel est le retard intellectuel de cet enfant ? » ou même « cet enfant est-il apte à suivre normalement une formation scolaire ? ». Il s'agit bien davantage d'un outil fournissant au psychologue une aide à la décision, au diagnostic : les épreuves permettent d'avoir une base de comparaison, un repère bâti sur la mise en correspondance des réponses d'un enfant avec les réponses d'autres enfants.

« Nous avons dit déjà que l'opinion des maîtres sur l'intelligence des enfants a besoin d'être contrôlée. [...] Alors que faire ? On nous amenait chaque jour un écolier sur lequel nous manquions d'indications indispensables ; ni les parents, ni les maîtres, ni le passé scolaire de l'enfant ne pouvaient nous aider. Nous étions véritablement réduits à nos seules ressources. L'enfant était là, dans notre cabinet, seul avec nous ; il fallait, après un quart d'heure ou une demi-heure d'interrogations, porter

sur lui un jugement précis, jugement redoutable pour nous, car nous allions exercer une influence sur son avenir.

C'est dans ces conditions que nous avons élaboré, avec l'aide de notre collaborateur si dévoué, le Dr Simon, une méthode de mesure de l'intelligence à laquelle nous avons donné le nom d'échelle métrique. Elle a été construite lentement, à l'aide d'études faites non seulement dans les écoles primaires et les écoles maternelles sur des enfants de tout âge, depuis trois ans jusqu'à seize, mais encore dans les hôpitaux et hospices, sur les idiots, les imbéciles et les débiles, et enfin dans toutes sortes de milieux et même au régiment, sur des adultes lettrés et illettrés. Après des centaines de vérifications et d'améliorations, mon opinion mûrie et devenue définitive n'est pas que la méthode est parfaite ; mais c'est bien la méthode qu'il fallait employer ; et si après nous d'autres la perfectionnent, comme nous l'espérons bien, ils ne la perfectionneront qu'en employant nos propres procédés et en tirant parti de notre expérience » (1911b, pp. 113-114)

Du coup la qualité du résultat dépend de la compétence de l'utilisateur ; ils soulignent ce point à plusieurs reprises.

« Si [...] nous reconnaissons que le procédé a besoin d'être mis en usage avec intelligence, nous ne pensons pas le diminuer en faisant cette réserve. Le microscope, la méthode graphique, sont des méthodes admirables de précision ; mais que d'intelligence, de circonspection, d'érudition et d'art sont impliqués par la pratique de ces méthodes ! Et imagine-t-on ce que vaudraient des observations faites au microscope par un ignorant doublé d'un imbécile ? [...] Il faut [...] abandonner cette idée qu'un procédé d'investigation puisse devenir assez précis pour permettre de le confier au premier venu ; tout procédé scientifique n'est qu'un instrument qui a besoin d'être dirigé par une main intelligente ». (1908, p. 61)

« Il est clair que cette méthode de mesure ne peut pas être mise entre les mains du premier venu ; elle exige du tact, du doigté, une expérience des causes d'erreur à éviter, surtout une notion claire des effets de la suggestion ; de plus elle n'a rien d'automatique » (1911b, p. 122)

Ces divers extraits permettent de saisir le principe même des tests. Le psychologue utilisant les tests doit être non seulement prudent mais aussi expert : c'est sur la qualité de l'expertise que repose le test. La longueur des articles publiés par Binet et Simon prouve que l'utilisation des tests ne saurait être automatique, que leur présentation ne saurait faire fi de conseils d'utilisation très précis et de longues précautions d'emploi : le premier article de présentation des tests comporte une cinquantaine de pages [1905c], le deuxième près de cent [1908] et le dernier plus de cinquante [1911a].

La conception de l'intelligence chez Binet

Les réflexions sur la mesure sont conduites de manière indissociable des réflexions sur l'intelligence. Binet et Simon pensent en même temps le mesuré et l'outil de la mesure. Ils réfléchissent aux outils de la mesure en même temps qu'à la nature de ce qui est mesuré.

Dans l'œuvre de Binet, le terme « intelligence » n'apparaît que tardivement, dans les premières années du XXe siècle. Notons cependant, avec Theta Wolf, que si l'étude de l'intelligence n'était pas explicitement une de ses préoccupations initiales, elle est implicitement présente dans les mécanismes étudiés (Wolf, 1969, p. 121). Lorsque le terme est introduit, Binet désigne par ce vocable un grand nombre, sinon tous les processus psychologiques ou psychophysiques. Ainsi, présentant pour la première fois le test qui va devenir le « Binet-Simon », Binet et Simon écrivent : « presque tous les phénomènes dont s'occupe la psychologie sont des phénomènes d'intelligence : une sensation, une perception, sont des manifestations intellectuelles, autant que le raisonnement » (1905c, p. 196). Devant la très large signification de la notion d'intelligence, ils désavouent toute intention de la définir précisément : « nous n'avons garde de traiter dans toute son ampleur le problème [de la définition de l'intelligence] ; c'est un problème effrayant de complexité » (1908, p. 74).

Binet reconnaît simplement que l'intelligence possède plusieurs propriétés : premièrement, il existe plusieurs formes d'intelligence (« l'enfant ne diffère pas seulement de l'adulte en degré, en quantité, mais par la forme même de son intelligence », 1908, p. 2) ; deuxièmement, les intelligences de plusieurs individus ne diffèrent pas seulement en quantité mais aussi et surtout en qualité (« il y a, dans un groupe d'individus, des différences qualitatives qui sont au moins aussi importantes à connaître que les différences quantitatives » (1898, p. 123) ; troisièmement, l'intelligence comprend plusieurs aptitudes, éventuellement indépendantes les unes des autres (« nous étudierons la diversité des aptitudes intellectuelles ») (1908, p. 2).

En somme, tout porte à croire que l'intelligence est conçue, chez Binet, comme « multiforme » (Schneider, p. 111) : elle englobe, elle unit, toutes les capacités mentales des individus. Elle ne se réduit pas, en tout cas, à une grandeur unique dont les variations de niveau expliqueraient les différences entre individus. Binet écrit même très explicitement dans son dernier ouvrage *Les idées modernes sur les enfants* que « l'intelligence n'est pas une fonction unique ». En d'autres termes, elle ne se réduit pas à une seule dimension : elle n'est pas « unidimensionnelle ».

La mesure de l'intelligence selon le « Binet-Simon »

Solidairement à cette réflexion sur la nature de l'intelligence, à l'objectivation de ce qu'est ou n'est pas l'intelligence, Binet mène une réflexion sur la nature de la mesure : qu'est-ce que la mesure de l'intelligence ? Qu'entend-t-on par mesure ?

Une seule chose est sûre : Binet et Simon excluent que leur Échelle métrique d'intelligence permette de mesurer, au sens mathématique ou physique, l'intelligence. Elle permet simplement d'établir un classement, une hiérarchie entre des intelligences mais pas une mesure car « les qualités intellectuelles ne se mesurent pas comme des longueurs, elles ne sont pas superposables ». Il s'agit donc plutôt d'une « appréciation » de l'intelligence (ils utilisent parfois ce terme) et les auteurs ne semblent parler de mesure que par commodité : « pour les besoins de la pratique, ce classement équivaut à une mesure ». Suivons les propos tenus en 1911 :

« En quoi consiste au juste la mesure de l'intelligence ? [...] le mot mesure n'est pas pris ici au sens mathématique : il n'indique pas le nombre de fois qu'une quantité est contenue dans une autre. L'idée de mesure se ramène pour nous à celle de classement hiérarchique ; de deux enfants, est le plus intelligent celui qui réussit le mieux un certain ordre d'épreuves ». (1911b, p. 97)

Ces propos ne diffèrent pas de ce qu'ils étaient, plus de dix ans auparavant, lorsque Binet exposait en 1898 sa conception de la mesure dans un article justement intitulé « La mesure en psychologie individuelle » (1898, pp. 119-123). La mesure des grandeurs psychologiques qui ne sont pas liées à des grandeurs physiques y est définie comme « une mesure relative c'est-à-dire une classification » ne se bornant pas à « prendre le degré des différents processus mais aussi leurs qualités ». Ainsi la question de la mesure des quantités passe-t-elle au second plan : « dans un groupe quelconque d'individus, des différences qualitatives [sont] au moins aussi importantes à connaître que les différences quantitatives » et « ce sont des différences qualitatives qu'il s'agit de relever pour arriver à constituer des familles naturelles de caractères ». Si la mesure de l'intelligence n'est pas une mesure mathématique, l'Échelle métrique de l'intelligence n'est pas l'équivalent d'une balance (noter au passage l'usage du mot « médecin ») :

« [Notre méthode n'est pas] une méthode automatique, comparable à une bascule de gare, sur laquelle il suffit de monter pour que la machine vomisse notre poids imprimé sur un ticket. Ce n'est pas une méthode de manœuvre, et nous prédisons au médecin pressé, qui voudrait la faire appliquer par des infirmiers, qu'il aurait des déboires. Les résultats de notre examen n'ont pas de valeur s'ils sont séparés de tout commentaire, ils ont besoin d'être interprétés. Nous savons bien qu'en déclarant la nécessité de cette interprétation, nous semblons ouvrir la porte à l'arbitraire et priver notre méthode de toute précision ; mais c'est un faux-semblant ». (1908, pp. 60-61)

L'essentiel, ce n'est pas tant que les réponses des sujets soient justes ou fausses, bonnes ou mauvaises, c'est bien davantage ce qu'elles révèlent des sujets et le commentaire qu'il est possible d'en faire : « Ce qui nous importe, ce ne sont pas les erreurs quelconques qu'un sujet commet, mais ses erreurs absurdes, qui prouvent qu'il manque de jugement. Nous avons même pris des dispositions spéciales pour encourager les gens à faire des réponses absurdes » (1905c, p. 197). Pas plus qu'elle n'est automatique, leur échelle n'est une méthode absolue. Ils insistent sur l'aspect conventionnel et artificiel de ce principe classificatoire, de cette base de diagnostic, tout en reconnaissant que c'est l'aspect conventionnel et normalisé qui fait la vertu de la méthode :

« Si on avait adopté une convention autre, on serait arrivé à des résultats sensiblement différents. Nous croyons nécessaire d'insister sur le sujet car nous serons conduits [...] pour la simplicité du langage, à dire qu'un enfant de huit ans a une intelligence d'enfants de sept ans ou de 9 ans ; ces expressions, par ce qu'elles ont d'absolu, pourraient donner lieu à des illusions. [...] Notre examen d'intelligence sera toujours bien supérieur aux examens ordinaires d'instruction ou d'intelligence qu'on appelle baccalauréat, certificat d'études, parce qu'il a sur eux plusieurs avantages : il se déroule d'après un plan invariable, il tient compte exprès de l'âge, il fait état des réponses en les comparant à une norme qui est une moyenne réelle et vécue ». (1908, pp. 60-65)

En somme, la notion de mesure est restreinte au sens de « classement ». La mesure n'est donc rien d'autre, dans les esprits de Binet et Simon, que le « codage numérique ordinal » (en termes contemporains) des résultats du diagnostic clinique du psychologue. Plus précisément, le psychologue établit son diagnostic pour chacune des épreuves soumises à chaque sujet et c'est l'ensemble de ces diagnostics (épreuves passées avec succès ou non) qui est codé numériquement pour fournir le niveau intellectuel de chaque sujet (nombre d'année de retard ou d'avance).

Bien entendu ce codage numérique ne possède aucune propriété mathématique permettant de calculer des statistiques (moyenne, dispersion, corrélation, etc.) en dehors des statistiques aujourd'hui qualifiées d'ordinales (fonction de répartition, mode, médiane). Binet souligne très précisément cette distinction : « tous les chiffres dont nous nous servons sont des chiffres de classement et non des chiffres de mensuration[99] ». Cette situation va naturellement de pair avec le désintérêt manifeste dont fait preuve Binet à l'égard des outils statistiques : « la méthode statistique ne donne rien que de médiocre » (1903, p. 299).

D'une certaine manière, le principe même des outils statistiques lui semble infondé : « le préjugé d'après lequel la valeur probante d'un travail est proportionnelle au nombre des observations [...] n'est qu'une illusion » (*ibid*). À un grand nombre d'épreuves élémentaires dont les résultats seraient recueillis automatiquement, il préfère un nombre relativement faible d'épreuves dont le résultat est établi par un expert

[99] Cité par Maurice Reuchlin : Reuchlin, 1968, p. 392.

(psychologue). Et à un grand nombre d'observations anonymes, il préfère nettement les expériences que l'on peut faire sur des personnes dont le caractère et l'existence sont connus : parlant de ses premières recherches sur l'intelligence (menées sur ses deux filles) il écrit que s'il a « pu arriver à quelque lumière par l'étude attentive de deux sujets, c'est [qu'il les a] regardés vivre et [qu'il les a] scrutés pendant plusieurs années » (*Ibid*). Il n'utilise donc pas les outils statistiques comme la moyenne, la dispersion et même la corrélation qu'il connaît pourtant puisqu'il les évoque[100] et qu'il cite Galton à diverses reprises. Il les connaît d'autant plus que l'un de ses proches collaborateurs, Victor Henri (1872-1940) est, comme l'affirment Bernard Bru et Henri Rouanet, un chercheur très averti (pour l'époque) des méthodes statistiques et probabilistes (1994) : il est un ancien élève de Wundt à Leipzig.

Si Binet n'utilise pas les outils statistiques descriptifs des phénomènes univariés (« unidimensionnels »), s'il n'étudie pas la dispersion des résultats, s'il ne cherche pas à décrire mathématiquement la distribution des résultats aux tests, c'est qu'il ne conçoit pas que cela puisse avoir un intérêt ou une pertinence, que cela puisse se justifier. À notre sens, cette attitude de Binet est la conséquence de son « épistémologie » c'est-à-dire de ce qu'il conçoit comme étant les critères de construction et de validité de la connaissance scientifique.

« L'épistémologie clinique » de Binet

La méthode de Binet possède les traits suivants : elle repose sur un examen approfondi et concret de sujets non anonymes, elle ordonne et articule l'ensemble des signes ainsi recueillis pour établir un jugement ou une décision, elle nécessite l'intervention d'un spécialiste (le psychologue) seul habilité à établir le jugement et dont l'expertise croît au fil des expériences. Sa méthode s'oppose aux méthodes s'appuyant sur des mesures ponctuelles et automatiques (*ie,* sans intervention extérieure d'un spécialiste) et établissant leur résultat à partir de ces seules mesures. Elle s'apparente donc à une lecture, un examen, une appréciation, une expertise d'un tableau ; elle s'oppose à des méthodes qui s'intéresseraient uniquement à des points précis des tableaux et ne tiendraient pas compte des spécificités d'ensemble. Un des principaux biographes de Binet, Theta

---

[100] Voir par exemple Binet, 1905a, p. 74 ; Binet, 1911a, p. 161.

Wolf, aboutit à une conclusion identique dans une étude sur « The Emergence of Binet's Conceptions and Measurement of Intelligence » [1969] : elle montre qu'à la suite de l'échec des recherches de signes simples d'intelligence (anthropométrie, psychophysique), Binet a abandonné l'idée de pouvoir étudier les différences individuelles à partir de jugements rapides, ponctuels ; elle suggère que les résultats avancés par Binet étaient le produit d'un faisceau de preuves, chaque preuve pouvant faire appel à une méthodologie particulière.

Même si les termes « psychologie clinique » ne sont apparus qu'à la toute fin du XIXe siècle sous la plume du psychologue américain Lightmer Witmer et que rares sont leurs utilisations avant les années trente ou quarante en France, la démarche suivie par Binet pour « mesurer » l'intelligence est incontestablement une démarche que nous pouvons qualifier de « clinique ». Comme le lecteur a pu le constater à travers les citations présentées jusqu'ici, Binet utilise à diverses reprises le mot « clinique » et y attache une signification positive. Ancien collaborateur du médecin Charcot, il est imprégné de « culture médicale et clinique ». Cette « culture » est d'ailleurs très largement représentée au sein de la SLEPE : l'approche de Binet n'y fait pas figure d'exception puisque la Société est principalement composée de médecins, de directeurs d'instituts pour anormaux et de directeurs d'hôpitaux et qu'à notre connaissance aucun psychophysicien ou psycho-philosophe n'en faisait partie. Comme Binet l'affirme à plusieurs reprises, sa méthode est une aide au diagnostic ; à la limite elle fournit ce diagnostic :

« Le diagnostic doit reposer sur l'utilisation des signes divers [recueillis lors du face-à-face]. Il faut s'entendre sur la valeur de ces signes ; il faut la fixer, cette valeur, sans idée préconçue ; et le seul moyen d'y arriver, c'est de faire une étude comparée de l'état normal. C'est un principe directeur qu'on oublie trop souvent en médecine ». (1905c, p. 243)

Chez Binet (et chez Simon), la connaissance objectivée et la validité de cette connaissance s'appuient sur une épistémologie que nous pourrions qualifier « d'épistémologie clinique ». Elle stipule que la connaissance scientifique ne peut s'appuyer que sur des expériences approfondies sur des cas circonscrits non anonymes, sur des jugements raisonnés de spécialistes dont l'expertise s'accroît au fil du temps. Cette épistémologie guide toute la démarche de Binet, toute son analyse, toute sa construction.

L'épistémologie clinique de Binet guide aussi sa définition de l'intelligence, ou plutôt son refus de définition : comment pourrait-il réduire l'intelligence à une définition (non tautologique), c'est-à-dire à une suite limitée de mots énonçant des propriétés ou des traits ? L'intelligence est nécessairement l'ensemble des facultés mentales ; elle est nécessairement multiforme, universelle. Pour des raisons identiques, son épistémologie clinique guide sa conception des tests et de leur usage comme outil de diagnostic.

Enfin, son épistémologie clinique guide son rejet des outils statistiques pour mesurer l'intelligence : comment les outils qui reposent sur un jugement de similitude des situations, qui s'appuient sur la répétition des situations, pourraient-ils être utiles dans une approche où les sujets et leur forme d'intelligence sont jugés tous spécifiques ? Les seuls outils mathématiques que Binet accepte d'utiliser, qui ne sont rien de plus que la suite ordonnée des nombres (sans propriété de composition), ne servent qu'à coder le diagnostic du psychologue. Binet ne conçoit pas l'intelligence comme une grandeur variant uniquement en degré ; il ne conçoit pas ses tests comme permettant de mesurer ces degrés de variation. Donc les concepts qui fondent les outils statistiques élémentaires tels que la moyenne ou la dispersion (équivalence des individus, variation unidirectionnelle) ne font pas partie de sa construction, de son objectivation de l'Échelle métrique d'intelligence. Dans ces conditions, comment Binet utiliserait-il la moyenne, la notion de distribution ou de dispersion ? Comment utiliserait-il des outils supposant équivalentes les formes d'intelligence des individus et admettant que l'intelligence ne varie qu'en intensité ? En somme, les principes qui fondent les outils statistiques ne participent pas au processus d'objectivation des tests d'intelligence de Binet.

Le « destin » du Binet-Simon dans le contexte américain

Le sort réservé aux outils de Binet en Amérique est tout autre. La différence est double : d'une part l'esprit de la méthode évolue ; d'autre part les applications très limitées voire confidentielles en France prennent une envergure nationale. Nous savons que l'introduction des outils d'Alfred Binet aux États-Unis est due à un américain, Henri H. Goddard, responsable dans une école pour « faibles d'esprit », qui lors d'un voyage en Europe en 1908 découvre les travaux de Binet (Schneider, 1992, p. 116 ; Zenderland, 1998).

À partir de 1910, les tests de Binet sont utilisés, non sans une adaptation et des transformations, aux États-Unis. Ils s'insèrent dans un contexte favorable, pour des raisons à la fois institutionnelles, politiques et sociales, à leur large diffusion[101]. En l'espace de quelques années, les tests sur les processus mentaux supérieurs se sont multipliés : environ 18 % des articles dans les revues de psychologie de 1918 étaient consacrés ou utilisaient de tels tests alors que vingt ans auparavant, aucun article sur ce sujet n'existait (Bruner et Allport, 1940, p. 765). En même temps les méthodes précédentes (tests physiologiques, anthropométriques) étaient progressivement abandonnées. En 1921, il existait trente systèmes standardisés destinés à mesurer l'intelligence... si seuls les principaux tests sont retenus (Bell, 1921).

C'est dans un cadre scientifique et social bien différent de la situation française que les outils de Binet vont s'insérer puis se diffuser. Cette insertion et les utilisations qui vont suivre ne vont pas aller sans modifications. Les méthodes et outils concourant à l'établissement des résultats vont considérablement changer : les réponses aux épreuves des tests sont quantifiées et le résultat aux tests devient un score qui peut être analysé par des outils statistiques. Ces changements sont le produit de la culture statistique et quantitative des psychologues américains comme de la volonté d'automatiser et de standardiser les tests. En même temps que la technologie des tests se mathématisait, il est remarquable de constater que la réflexion sur la nature et les propriétés de l'intelligence était restée marginale : elle semblait peu préoccuper les psychologues qui se rattachaient à des travaux anciens et généraux.

L'introduction des outils « numériques »

Le principal outil des recherches de *Mental Testing* est, évidemment, le test mental d'intelligence. Par définition un test est composé d'une série d'épreuves élémentaires. Mais entre la conception des tests chez Binet et les usages des tests dans les *Testing Programs* américains une différence fondamentale existe : contrairement aux psychologues français comme Binet, la plupart des psychologues

[101] Martin, 1997 ; Zenderland, 1998 ; Capshew, 1999.

américains utilisaient communément les outils numériques, et statistiques[102].

ILLUSTRATION 3

Passation des tests en groupe au sein de l'armée (1917)

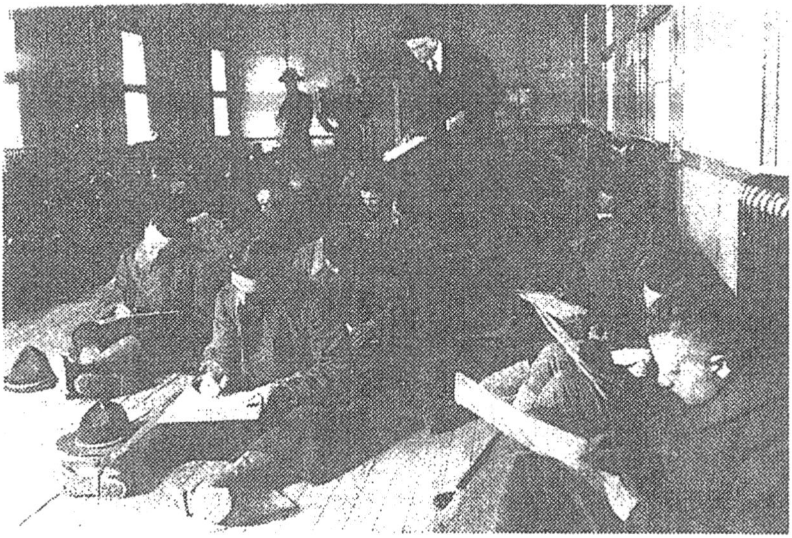

Cette familiarité avec des grandeurs continues et les outils d'analyse de ces variables (méthodes statistiques ou graphiques) explique, au moins partiellement, que les résultats aux épreuves des tests d'intelligence aient naturellement et spontanément été considérés comme quantitatifs c'est-à-dire exprimables par des nombres possédant toutes leur propriétés « naturelles » (addition, soustraction, division...).

[102] Martin, 1997, pp. 50-61.

Lorsque les tests de Binet sont utilisés aux États-unis, un score (exprimé en points) est associé à chaque épreuve d'un test, voire même à chaque degré de réussite dans chaque épreuve[103], le nombre d'épreuves est plus élevé[104], et le résultat obtenu par un sujet à un test est le total des points des épreuves passées avec succès par le sujet (son « score »).

ILLUSTRATION 4

« L'habitus quantitatif »

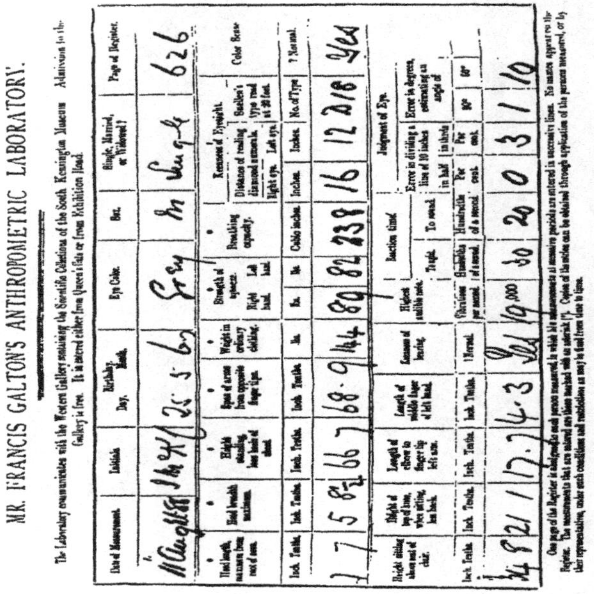

[103] Le nombre de points attribué à chaque épreuve pouvait par exemple varier de 0 à 5 : 0 pour un échec complet, 5 pour une réussite parfaite. C'est ce système qui est, par exemple, adopté par Terman dans son test « Stanford-Binet ».

[104] Le test de Terman comporte entre 56 et 69 épreuves alors que celui de Binet n'en comportait que 5 à 30 ; un test conçu par Thurstone pour évaluer les élèves à l'entrée d'un collège et d'une *High School* comportait 168 épreuves ; Arthur S. Otis est l'auteur d'un système de test comportant entre 200 et 300 épreuves ; un test d'intelligence pour adulte imaginé par A. A. Roback était composé d'un nombre d'épreuves qui nécessitait plus de trois heures d'examen ; et les tests militaires comportent plusieurs dizaines d'épreuves elles-mêmes divisées en plusieurs épreuves simples.

ILLUSTRATION 5

« L'habitus quantitatif » bis

	Time in secs.	
	Av.	V
Marking 100 letters..................	95.0	12.8

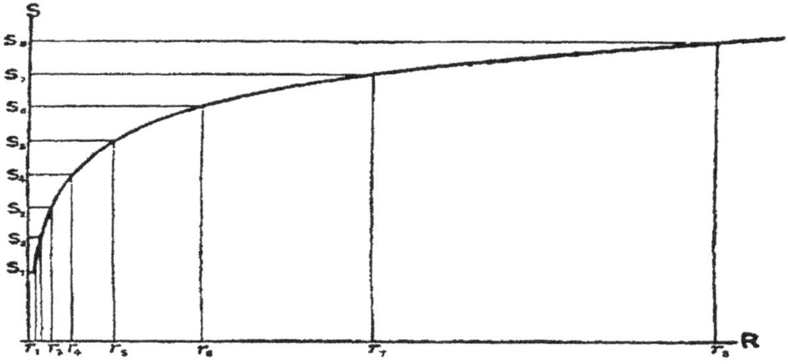

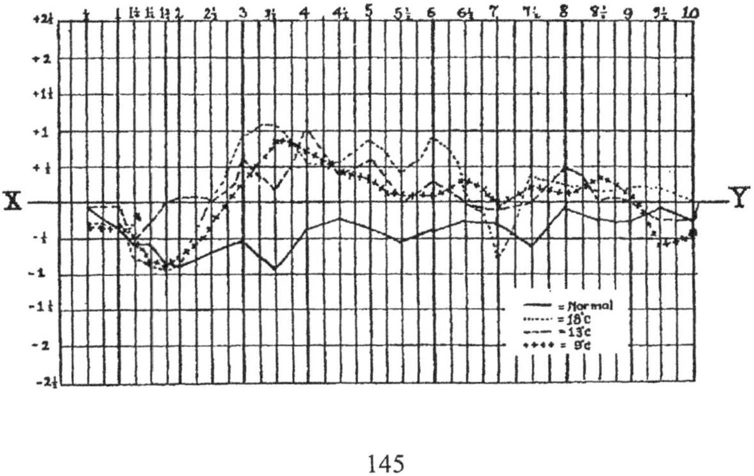

ILLUSTRATION 6

« L'automatisation »

If the two words of a pair mean the same or nearly the same, draw a line under *same*. If they mean the opposite or nearly the opposite, draw a line under *opposite*. If you cannot be sure, guess. The two samples are already marked as they should be.

SAMPLES	good - bad	same -- opposite	
	little - small	same -- opposite	
1	empty - full	same -- opposite	1
2	fall - rise	same -- opposite	2
3	confess - admit	same -- opposite	3
4	hill - valley	same -- opposite	4
5	allow - permit	same -- opposite	5
6	expand - contract	same -- opposite	6
⋮	⋮	⋮	⋮
33	amplify - condense	same -- opposite	
34	apathy - indifference	same -- opposite	34
35	effeminate - virile	same -- opposite	35
36	benign - genial	same -- opposite	36
37	acme - climax	same -- opposite	37
38	innuendo - insinuation	same -- opposite	38
39	aphorism - maxim	same -- opposite	39
40	vesper - matin	same -- opposite	40

Par exemple, dans le test *Point-Scale* de Yerkes, les sujets doivent interpréter des images (celles que Binet utilisait) mais, à la différence du test « Binet-Simon », la qualité des commentaires fournis par les sujets à la vue de chacune des images n'est pas jugée globalement : elle est codée. Les sujets obtiennent un point s'ils ne font qu'énumérer les personnages et les objets sur les images ; deux points s'ils décrivent les images ; trois points s'ils interprètent les situations représentées par les images (Yerkes, 1923, pp. 28-35). C'est ce même principe de score qui guide les épreuves synonyme-antonyme (voir illustration 6), l'épreuve de complètement d'image (voir illustration 7), ou l'épreuve de dénombrement des cubes empilés (voir illustration 8) qui composent les tests utilisés au sein de l'armée durant la première guerre mondiale (Yerkes, 1921).

ILLUSTRATION 7

« L'automatisation » bis

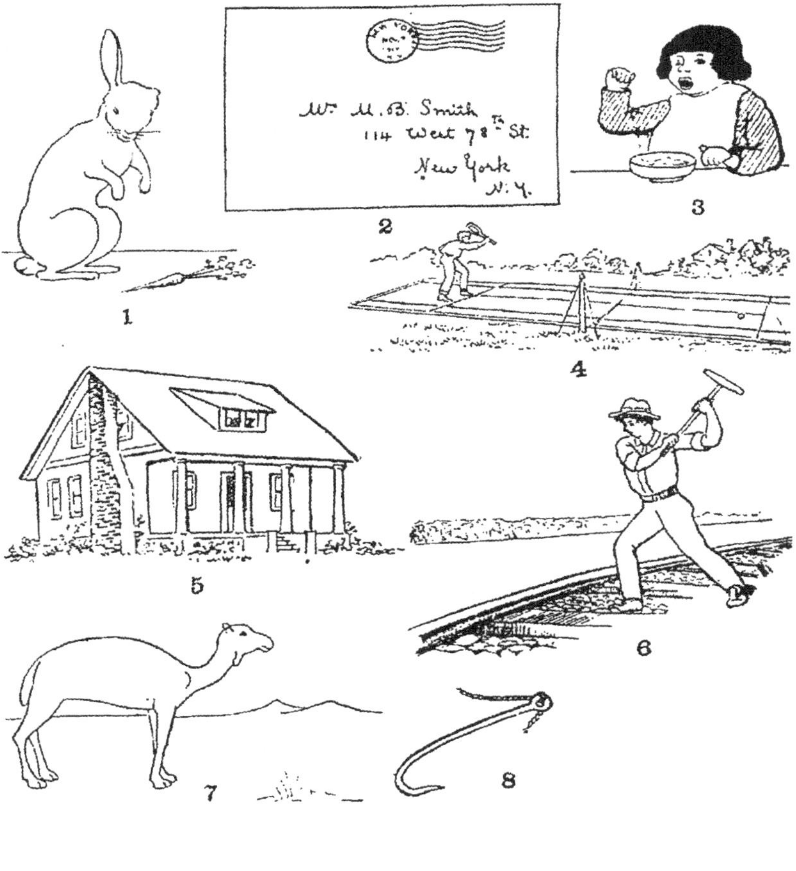

En même temps, au moins pour les tests militaires et la *Point-Scale* de Yerkes, tous les sujets, quel que soit leur âge, sont soumis à des épreuves identiques : il n'existe pas de batteries différentes de tests associées à différents âges (tout au plus un test pour les enfants, un pour les adolescents et un pour les adultes)[105]. Cette standardisation des épreuves a certainement accentué l'idée que tous les scores avaient un statut identique et donc qu'ils étaient susceptibles d'être comparés. Elle fait également disparaître une des idées fondatrices de Binet : l'existence de formes différentes d'intelligence associées aux divers stades du développement des individus.

ILLUSTRATION 8

« L'automatisation » ter

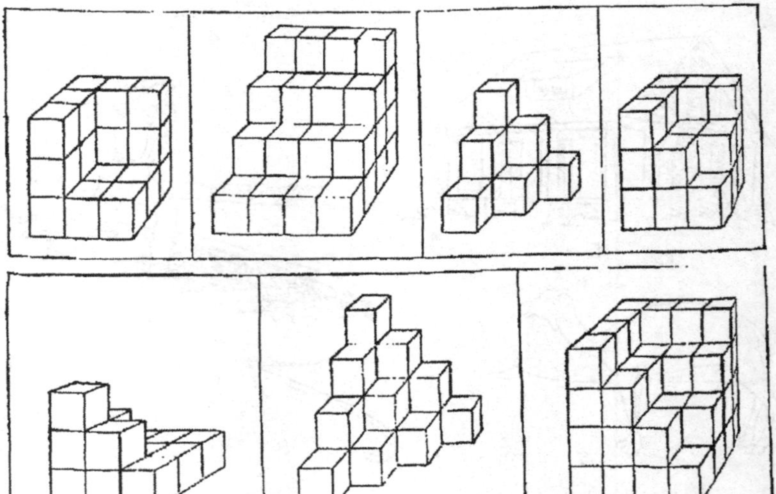

[105] Cette remarque ne vaut pas pour le test « Stanford-Binet » de Terman qui est construit sur le même modèle que le test de Binet. Ce fait lui est reproché par Yerkes : Yerkes, 1917, 118.

Un autre facteur de standardisation provient de l'utilisation de tests collectifs dits « *group tests* » : contrairement à Binet qui soumettait les tests à un seul sujet à la fois, les psychologues américains faisaient passer les tests à plusieurs dizaines voire plusieurs centaines d'individus en même temps (cf. illustration 3). Cela supposait que l'enregistrement des résultats aux différentes épreuves ne dépende pas de l'intervention d'un psychologue ou d'un expert mais des sujets eux-mêmes : les tests étaient donc présentés sous forme de questionnaire où les sujets devaient choisir entre plusieurs réponses (la forme des réponses voire les réponses elles-mêmes étaient précodées), compléter des schémas ou fournir des solutions qui leur semblaient appropriées (Bell, 1921, p. 103) ; chaque réponse à chaque question était ensuite notée (selon un système de quantification prédéfini), le score total d'un individu au questionnaire était ensuite calculé et l'intelligence des individus établie. Le processus d'estimation de l'intelligence est donc devenu automatique, en tout cas plus que chez Binet, et suffisamment automatique pour pouvoir, *a priori*, être réalisé par un « automate ».

Une fois les indicateurs d'intelligence calculés (les Q.I., les scores ou un peu plus rarement les âges mentaux), l'étape suivante était de commenter, donc d'analyser, les séries d'indicateurs. Si les résultats exprimés en années d'âge mental (comme chez Binet), qui s'apparentent à une variable discrète de faible variabilité et à peu de modalités (donc peu discriminant), ne se prêtent pas à des traitements statistiques poussés, il n'en va pas de même pour les résultats exprimés en points : ils se prêtent facilement à tous les types d'analyse statistique et à toutes les représentations graphiques. Or le volume des données à traiter dans les *Testing Programs* a contribué à l'utilisation des outils statistiques : comment traiter, manipuler, rendre intelligible des milliers voire plusieurs dizaines de milliers de résultats à des tests de Q.I. sans avoir recours à des outils statistiques, à des synthèses graphiques ? La finalité de certaines enquêtes a favorisé l'usage d'outils statistiques : comment établir des résultats généraux sur les capacités intellectuelles de certains milieux sociaux sans avoir recours à des méthodes permettant de déterminer le résultat (moyen, normal) d'une race, d'un sexe ou d'une catégorie sociale ? Comment comparer les résultats entre des individus ou des groupes d'individus (par sexe, race, âge, nationalité, niveau social) sans faire appel à des outils statistiques ? Indirectement, donc, la forme des résultats recherchés dans les expériences de tests mentaux ont contribué à rendre les résultats quantitatifs.

Plus directement, la taille des groupes soumis aux tests a contribué à rendre plus automatiques et standardisés les tests : elle a imposé que les tests soient passés par plusieurs individus à la fois, et a incité à la création de tests uniques pour tous les individus (quel que soit leur âge).

Ce passage du qualitatif au quantitatif, du niveau intellectuel apprécié en années au score évalué en points, est d'ailleurs perçu comme un progrès par les psychologues. Comparant son test d'intelligence (*Point Scale*) avec celui de Binet-Simon, Yerkes écrit que l'utilisation des scores est préférable à la méthode de Binet :

---- *« L'échelle de Binet fournit un jugement d'échec ou de succès. Ce sont des jugements ''tout-ou-rien" (all-or-none). D'un point de vue scientifique ce sont de grossières approximations de ce que devrait être la mesure [...]. Dans le test du Point Scale les jugements sont du type "plus-ou-moins" (more-or-less) : ils accordent une certaine quantité de crédit qui est censée varier en fonction du type ou niveau (amount) de réponse. [...]*
Cela a une conséquence profonde. Le type de mesure auquel l'échelle de Binet aboutit ne peut faire l'objet que de traitements statistiques très limités. Ainsi la moyenne ou l'écart-type, l'erreur probable sur la moyenne ou l'écart-type, le coefficient de corrélation et son erreur probable ne peuvent pas être obtenus sur les résultats [des tests] de Binet [...]. Par contraste les mesures sur l'échelle Point peuvent être statistiquement traitées de toutes les manières dès lors que cela a un sens biologique ». (Yerkes, 1917, p. 115)[106]

Il précise également que l'existence d'une unique batterie d'épreuves pour tous les individus est préférable au dispositif conçu par Binet dans lequel chaque âge se voit attribuer une série d'épreuves particulière.

« Les divers tests qui constituent l'échelle de Binet sont sélectionnés en fonction du nombre de succès ou d'échecs aux différents âges. Si un test particulier est réussi par un certain pourcentage

[106] Voir aussi, pour des propos identiques : Yerkes, Bridges et Hardwick, 1915.

d'individus âgés de huit ans, par un pourcentage plus faible d'individus âgés de sept ans et par un pourcentage plus élevé d'individus âgés de neuf ans, il est approprié [pour tester les sujets de huit ans]. [...] Cette méthode repose sur l'hypothèse que certaines formes de comportement apparaissent à certaines périodes de l'enfance, de la jeunesse ou de l'adolescence. Par contraste, les tests qui constituent la Point-Scale [...] sont choisis sans se préoccuper de leurs relations avec les stades du développement humain. Il est supposé dans la construction de la Point-Scale que tous les types essentiels de fonctions intellectuelles sont présentes dès l'enfance et se développent plus ou moins rapidement. [...]

Une des conséquences de l'hétérogénéité des tests de l'échelle de Binet est que les mesures faites sur des individus d'âges différents ne sont pas comparables [...]. Dans la Point-Scale la mesure de traits fondamentaux identiques à tous les âges permet d'obtenir des résultats strictement comparables d'un âge à l'autre ». (Yerkes, 1917, pp. 113-114)

Pour nous l'essentiel est d'avoir souligné que, dans les années dix et vingt, les scores aux tests d'intelligence et que les Q.I. étaient représentés et pensés comme des variables quantitatives unidimensionnelles ; d'avoir montré qu'en fin de compte, d'un modèle sous-jacent purement qualitatif (avec résumé numérique), le test mental est passé à un modèle quantitatif. Au moins implicitement un ordre total entre les intelligences des individus est supposé exister et cet ordre peut être quantifié ; au moins implicitement l'intelligence peut être traduite en une grandeur numérique unidimensionnelle qui autorise les représentations graphiques : telles sont les hypothèses nécessaires aux pratiques que nous venons de décrire même si de telles hypothèses n'apparaissent jamais explicitement dans les travaux que peuvent conduire les psychologues américains.

La notion d'intelligence

En même temps que la méthodologie des tests d'intelligence était répandue et les usages de ces tests nombreux, en même temps que les méthodes étaient remarquablement unifiées et s'appuyaient unanimement sur des méthodes statistiques univariées, il est remarquable de constater que rares sont, à la même époque et chez les mêmes auteurs, les définitions de l'intelligence explicitées. Rares sont les écrits où une réflexion sur l'intelligence, sa nature, ses fonctions et ses propriétés, est conduite.

À la différence des démarches entreprises par Binet et Simon, les psychologues américains (ceux dont il est ici question) ne semblent pas se préoccuper de la nature de l'intelligence, du statut de ce qu'ils mesurent. Il ne semble pas nécessaire, à leurs yeux, de penser en même temps le mesuré et l'outil de sa mesure. Ils réfléchissent aux outils de la mesure sans se préoccuper de la nature de ce qui est mesuré.

La logique de leur démarche est guidée, pour ne pas dire déterminée, par les outils statistiques, par les analyses quantitatives…

Intelligence et mesure : le « Binet-Simon » versus le « Mental testing »

Chez Binet comme chez les psychologues américains cités, l'intelligence est une grandeur dont la définition est délicate : les définitions proposées n'ont en tout cas pas d'unité *a priori* et sont sans lien direct explicite avec les tests qui permettent de la mesurer. Chez Binet, le psychologue qui soumet le sujet aux tests est justement là pour établir ce lien, pour apprécier grâce à ses qualités d'expertise, l'intelligence d'un sujet à la lumière des résultats de ce dernier aux tests. Chez les auteurs américains (au moins ceux étudiés ici), le résultat aux tests d'intelligence peut être obtenu sans l'intervention d'un expert : en théorie il pourrait être obtenu grâce à une machine automatique (un ordinateur aujourd'hui). Cet automatisme leur permet de se passer, qu'ils en soient conscients ou non, de réflexions théoriques sur l'intelligence ; en tout cas il n'incite pas à engager de telles réflexions.

Entre Binet et des auteurs comme Terman ou Yerkes, la notion de mesure ne revêt donc pas la même signification : chez le premier il s'agit d'un codage du diagnostic du clinicien tandis que chez les seconds il s'agit de l'évaluation du niveau d'une grandeur par un nombre réel ; chez le premier il s'agit de l'appréciation ou de la qualification d'une forme (comme dans l'expression « prendre la mesure de son auditoire ») tandis que chez les seconds c'est la quantification d'une grandeur par une variable univariée ; chez le premier le terme « mesure » est utilisé par souci de simplification explicitement énoncé tandis que chez les seconds il est utilisé sans précaution particulière ; chez le premier le test d'intelligence est un outil d'aide à la décision clinique en vue de l'orientation des enfants tandis que chez les seconds le test permet de *déterminer* l'intelligence (conçue le plus souvent comme un caractère biologique inné) ; chez le premier l'usage du terme « mesure » est plutôt une convention tandis que chez le second il est le produit de leur habitude à étudier des grandeurs physiques, physiologiques ou anthropométriques dont la mesure est « naturelle ».

Pas plus que la notion d'intelligence, les fondements de la mesure ne semblent être le sujet d'interrogations théoriques. Mesurer, c'est-à-dire exprimer quantitativement des observations, semble être une démarche suffisamment naturelle pour ne pas être remise en cause, pour ne pas être interrogée. La mesure de l'intelligence semble être presque aussi naturelle que la mesure de la taille. Ce parallèle avec la taille n'est pas fortuit : les psychologues américains partagent une conception de la mesure directement inspirée de la conception physicienne de la mesure (« mesurer c'est compter le nombre de fois qu'une unité arbitraire est présente dans une grandeur »[107]).

ILLUSTRATION 9

Les traitements quantitatifs

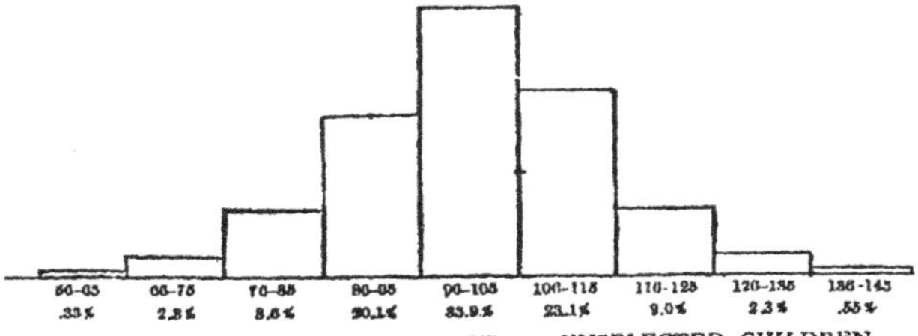

DISTRIBUTION OF I Q'S OF 905 UNSELECTED CHILDREN, 5-14 YEARS OF AGE

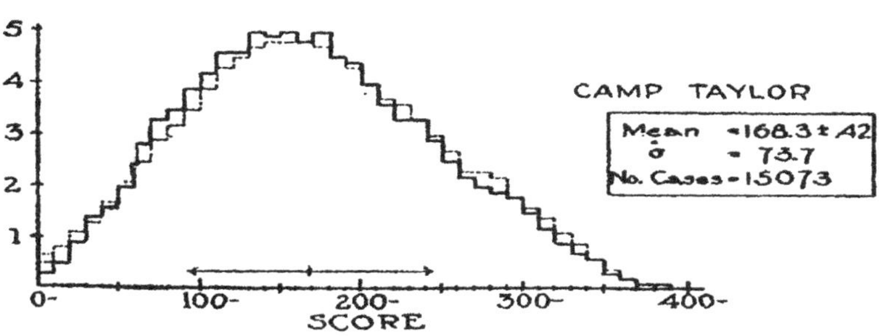

[107] Sur les diverses conceptions de la mesure, voir Martin, 2002.

Bibliographie

Bell, J. C. (1921). Group Tests of Intelligence : an Annotated List. *The Journal of Educational Psychology*, février, *12*, n° 2, 103-108.

Binet, A. (1898). La mesure en psychologie individuelle. *Revue Philosophique de la France et de l'étranger*, *46*, n° 2, 113-123.

Binet, A. (1903). *L'étude expérimentale de l'intelligence.* Schleicher, Paris. (réédition chez L'Harmattan à Paris en 2004).

Binet, A. (1905a). À propos de la mesure de l'intelligence. *L'Année Psychologique*, *11*, 69-82.

Binet, A., & Simon, Th. (1905b). Sur la nécessité d'établir un diagnostic scientifique des états inférieurs de l'intelligence. *L'Année Psychologique*, *11*, 163-190. (réédition in Binet, A., & Simon, Th. (2004). *L'élaboration du premier test d'intelligence. Œuvres choisies II.* Paris : L'Harmattan).

Binet, A., & Simon, Th. (1905b). Méthodes nouvelles pour le diagnostic du niveau intellectuel des anormaux. *L'Année Psychologique*, *11*, 191-244. (réédition in Binet, A., & Simon, Th. (2004). *L'élaboration du premier test d'intelligence. Œuvres choisies II.* Paris : L'Harmattan).

Binet, A., & Simon, Th. (1908). Le développement de l'intelligence chez les enfants. *L'Année Psychologique*, *14*, 1-94. (réédition in Binet, A., & Simon, Th. (2004). *Le développement de l'intelligence chez l'enfant. Œuvres choisies III.* Paris : L'Harmattan).

Binet, A. (1911a). Nouvelles recherches sur la mesure du niveau intellectuel chez les enfants d'école. *L'Année Psychologique*, *17*, 145-201.

Binet, A. (1911b). *Les idées modernes sur les enfants.* Paris : Flammarion.

Bru, B., & Rouanet, H. (1994). Sur les traces de Victor Henri : les débuts de l'inférence statistique en psychologie. In P. Fraisse & J. Ségui (Eds.), *Les origines de la psychologie scientifique : centième anniversaire de* L'année Psychologique (pp. 247-250). Paris : PUF.

Bruner, J. S., & Allport, G. W. (1940). Fifty Years of Change in American Psychology. *Psychological Bulletin*, *37*, n° 10, décembre, 757-776.

Capshew, J. H. (1999). *Psychologists on the march. Science, practice and professional identity in America, 1929-1969.* Cambridge : Cambridge University Press.

Martin, O. (1997). *La mesure de l'esprit.* Paris : L'Harmattan.

Martin, O. (2002). Objets, définitions et statuts de la mesure en psychologie : une étude historique. *Bulletin de Psychologie, 55 (*6), n° 462, novembre-décembre, 561-572.

Reuchlin, M. (1968). La psychologie différentielle au xixième siècle et au début du xxième. Métrique statistique et comparaison ordinale. *Revue de Synthèse*, janvier-décembre, IIIième série, n° 49-52, 383-400.

Schneider, W. H. (1992). After Binet : French Intelligence Testing, 1900-1950. *Journal of the History of the Behavioral Sciences*, avril, vol. 28, 111-132.

Wolf, Th. H. (1973). *Alfred Binet.* Chicago : The University of Chicago Press.

Yerkes, R. M. (1917). The Binet versus the Point Scale Method of Measuring Intelligence. *Journal of Applied Psychology, 1,* 111-122.

Yerkes, R. M. (1918). Psychology in Relation to the War. *Psychological Review*, mars, *25*, n° 2, 85-115.

Yerkes, R. M. (1919). Report of the Psychology Committee of the National Research Council. *Psychological Review*, mars, *26*, n° 2, 83-149.

Yerkes, R. M. (Ed.) (1921). Psychological Examining in the United States Army. *Memoirs of the National Academy of Sciences, 15.*

Yerkes, R. M., & Foster, J. C. (1923). *A Point Scale for Measuring Mental Ability. 1923 Revision.* Baltimore : Warwick & York.

Yerkes, R. M., Bridges, J. W., & Hardwick, R. S. (1915). *The Point Scale for Measuring Mental Ability.* Baltimore : Warwick and York.

Zenderland, L. (1998). *Measuring Minds. Henry Herbert Goddard and the Origins of American Intelligence Testing.* Cambridge : Cambridge University Press.

CÉPHALOMÉTRIE SCOLAIRE ET INTELLIGENCE INÉGALE : LA MESURE DES TÊTES, UN ÉCHEC À L'ORIGINE DE L'ÉCHELLE MÉTRIQUE

Bernard ANDRIEU[108]

À la mémoire de Georges Lantéri-Laura

Le crâne plutôt que le cerveau

Nous voudrions démontrer comment les enquêtes sur la céphalométrie et leurs résultats sont une des origines à la construction de l'échelle Binet-Simon. En effet, l'absence de correspondance entre la taille et le volume du crâne est essentielle pour comprendre comment pour le psychologique l'intelligence devait être testée sur des critères culturels d'apprentissage, même si cela a pu lui révéler la profonde inégalité sociale, notamment dans le cas de l'échec scolaire (Pinell, 1995, 2004). La mesure des sens est un moyen de lier anthropologie et pédagogie (Dias, 2004)

Déjà dans l'article anonyme, que nous attribuons par le style à Binet, sur « Historique des recherches sur les rapports de l'intelligence avec la grandeur et la forme de la tête » de 1899 publié et sans doute co-écrit avec Nicolas Vaschide, Binet élimine tout ce qui concerne « les relations de l'intelligence avec le poids de l'encéphale, son volume, sa forme, la forme de ses circonvolutions » (Binet, 1899, p. 245) ainsi que

[108] Maître de conférence habilité Epistémologie, OREST / IUFM de Lorraine, chercheur aux Archives Poincaré UMR 7117 CNRS / Université de Nancy 2 et au GDR CNRS 2332 Anthropologie des représentations du corps. www.toutnancy.com/bernard-andrieu/

les recherches sur le cubage du crâne, sur la mensuration linéaire du crâne. La céphalométrie sur la tête vivante se distingue de - mais doit se situer par rapport à - la crânioscopie (Lantéri-Laura, 1970 ; Renneville, 2000) de Franz Joseph Gall (1758-1828). S'il admet avec Gall que le cerveau n'est point « un organe un, mais une réunion d'organes indépendants dont chacun a une fonction particulière » (Binet, 1899, p. 247), Binet ne retient que comme « hypothèse » (Binet, 1899, p. 248) que le crânioscopie puisse « nous apprendre quelles sont les aptitudes intellectuelles et morales qui sont développées chez un individu en particulier, et quelles sont celles qui lui manquent ». Binet reproche à Gall « la sobriété du chiromancien » (Binet, 1899, p. 249) sans véritable méthode expérimentale. Pour combler ce « défaut de méthode » (Binet, 1899, p. 251) il faut contourner deux difficultés : 1°. Préciser les formes et les dimensions de chaque crâne, aujourd'hui, par la méthode des mensurations « qui diminue beaucoup tout le caractère arbitraire et subjectif d'une simple palpation » (Binet, 1899, p. 251) ; 2°. Connaître, Binet et Vaschide l'avaient déjà précisé dans leur article de 1898 sur « La psychologie à l'école primaire en évitant l'introspection et en notant l'attitude de l'enfant pendant l'expérience » (Binet & Vaschide, 1898, p. 13), les facultés et aptitudes des individus « pour mettre ces aptitudes en relation avec leurs conformations crâniennes » mais faire en sorte que « l'examen psychologique soit terminé avant les mensurations, et soit fait par une autre personne, aussi autorisée que possible, et c'est là une nécessité dont Gall ne s'est jamais douté » (Binet, 1899, p. 251).

Bien que les mesures faites sur des plâtres de têtes de criminels par Jean Baptiste Parchappe du Vinay (1800-1866) paraissent à Binet réduites de 1/40e par rapport à la réalité vivante, il repousse avec lui « l'idée d'une proportionnalité entre le volume de la tête et la puissance intellectuelle » (Binet, 1899, p. 256). Binet souligne comment Parchappe a mis l'accent sur « l'importance relative des causes qui font varier le volume de la tête » (Binet, 1899, p. 258) comme le sexe, l'idiotie, la race, la taille, l'aliénation mentale, l'âge, le développement intellectuel, le penchant au vol. En reproduisant intégralement le travail de Paul Broca (1824-1880) sur *De l'influence de l'éducation sur le volume de la forme de la tête* qui présentent ses travaux de 1861 à 1873, Binet n'en conteste pas sa conclusion selon laquelle « c'est l'influence du développement de l'intelligence sur le volume du cerveau et sur l'agrandissement de la région frontale du crâne... je crois avoir démontré que, d'une part, la culture de l'esprit et le travail intellectuel augmentent le volume du cerveau, et que, d'une autre part, cet accroissement porte principalement sur les lobes frontaux, qui sont le siège des facultés les plus élevées de l'intelligence... l'éducation... a le merveilleux pouvoir de le rendre supérieur à lui-même, d'agrandir son cerveau et d'en perfectionner les formes... répandre l'instruction, c'est améliorer la race » (Reproduit dans Binet, 1899, p. 272). Si les travaux sur la plasticité et la construction du cerveau donneront raison à Broca, Binet retrouve la même idée dans les travaux de 1878 d'Alexandre Lacassagne (1843-1924) et Cliquet intitulés « Influence du travail intellectuel sur le volume et la forme de la tête », article publié initialement dans les *Annales d'hygiène publique* et reproduit aussi intégralement dans l'article : « l'éducation, l'instruction, l'exercice de ces facultés supérieures... le modifient et le perfectionnent en agrandissant son cerveau, et ces développements successifs, répétés dans la longue série des générations, finissent par persister en devenant un caractère de race » (Reproduit dans Binet, 1899, p. 277). Ici le lien entre plasticité éducative et transmission héréditaire de l'acquis dans la race n'est pas contesté par Binet.

Binet analyse les travaux publiés en 1898 par Gustave le Bon (1841-1931) dans la *Revue d'anthropologie* sous le titre « Recherches anatomiques et mathématiques sur les lois des variations du volume du cerveau » qui utilisent les mesures prises sur l'ouverture des chapeaux comme Laccassagne et Cliquet ; bien que sur 1200 sujets, entre domestiques parisiens, nobles d'anciennes familles, bourgeois parisiens et savants / lettrés on n'a trouvé aucune tête inférieure à 52 centimètres Binet note que « l'auteur en conclut qu'une tête ayant cette circonférence d'un idiot ; nous ne pensons pas qu'il ait le droit de faire cette conclusion puisqu'il ignore, en somme, si parmi ses 1200 individus il n'y avait pas d'idiot » (Binet, 1899, p. 279, note 2). En soulignant le résultat ironique obtenu par Bajénoff en comparant les bustes d'assassins suppliciés, d'hommes illustres et les têtes des membres de la Société d'anthropologie, Binet montre combien la constatation inattendue de l'infériorité de la courbe antéro-postérieure chez les membres par rapport aux hommes illustres a pu être expliquée par l'un d'eux en rappelant « que le génie a la même source que la folie » (Binet, 1899, p. 280). Les expériences publiées dans *Nature* en 1888 de Francis Galton (1822-1911) et Venn présentent les différences de volume de tête chez trois classes d'étudiants différant par leur degré d'intelligence, Binet note entre parenthèses « sans doute d'après leur plus ou moins de succès à l'Université » pour souligner l'absence de critère précis pour évaluer l'intelligence et critique la mesure de « la capacité d'une boîte rectangulaire qui pourrait contenir le crâne » plutôt que la « capacité crânienne » (Binet, 1899, p. 282), leurs résultats n'ayant pas pris les bonnes mesures et concluant à des choses connues depuis Parchappe, à savoir la croissance du volume du crâne, non pas seulement à 25 ans mais jusqu'à 60 ans.

La comparaison par Enrico Ferri (1856-1929) en 1895 dans la Bibliothèque anthropologico-juridique de Bocca à Tuton dans son ouvrage sur l'*Homicide* entre le diamètre antéro-postérieur et la demi-circonférence horizontale antérieure plus grands chez 20 étudiants que chez les soldats : pourtant, fait remarquer Binet, la différence totale est de 4 millièmes de la circonférence totale, « c'est extrêmement peu ; et il nous semble que pour accepter une telle différence comme significative, il faudrait en calculer l'erreur probable » (Binet 1899, p. 288, note 1). Otto Ammon (1842-1919), qui publie en 1893 *Die natürliche Auslese beim Menschen* à Iéna compare le diamètre antéro-postérieur maximum et le diamètre transverse maximum d'élèves de gymnases, militaires, membres d'une société scientifique de Karlsruhe : là aussi Binet souligne « une véritable perle de naïveté » (Binet, 1899, p. 288, note 2) lorsque l'anthropologue allemand indique que les intrépides ayant bravé le violent orage pour se faire mesurer la tête l'avait plus longue. Bien évidemment. Georges Vacher de Lapouge (1854-1936) publie en 1892 dans la *Revue d'anthropologie* une étude mesurant un diamètre supérieur de 3 à 5 points pour les crânes de paysans par rapport à ceux des gentilshommes. Vitale Vitali sert d'exemple pour Binet car il envoie des questionnaires en 1896 et 1898 de psychologie aux maîtres sur l'esprit d'observation, même si Binet regrette que « l'auteur ait perdu du temps en employant des méthodes aussi grossières, dont on ne peut presque rien tirer de bon » (Binet, 1899, p. 289, note 4). Vitali, en étudiant et en mesurant la circonférence horizontale de la tête, passant en avant au-dessus des sourcils et en arrière sur le point le plus proéminent de la région occipitale, démontre, estime Binet, qu'entre les sujets sains, les non sains et les idiots la « différence est extrêmement petite, puisqu'elle est seulement de 15 dix-millièmes de la circonférence totale » (Binet, 1899, p. 294) sur 2100 sujets examinés.

Au terme de cet examen critique, Binet tire cinq conclusions pour marquer ce qui s'est fait jusqu'ici, c'est-à-dire jusqu'à lui et surtout pour combattre la méthode des moyennes et militer pour une céphalométrie individuelle : 1°. La relation cherchée entre l'intelligence des sujets et le volume de la tête est une relation « bien réelle » (Binet, 1899, p. 294). 2°. La relation entre l'intelligence et le volume de la tête n'a été étudiée que dans le chiffre des moyennes sans étude précise des populations. 3°. La céphalométrie n'a pas encore été envisagée comme un procédé d'examen individuel « indiquant si une personne en particulier est intelligente ou non » (Binet, 1899, p. 295). 4°. C'est aller « au-delà » que d'opérer sur des moyennes une formule simpliste, déjà dénoncée par Broca selon Binet, entre un plus grand volume céphalique et le groupe des intelligents. 5°. Les recherches lient non seulement le volume mais la forme de la tête en relation avec l'intelligence. S'il est établi que le crâne est « une enveloppe du cerveau » (Binet, 1899, p. 296), Binet cherche des travaux, notamment ceux de Léonce Manouvrier (1850-1927), « où le cerveau a pu être mesuré directement, s'il a présenté, au point de vue de son volume, de son poids ou de sa forme, quelque relation saisissable avec l'intelligence » (Binet, 1899, p. 296)

Au sein des comptes rendus de la Société de Psychologie physiologique publiés dans la *Revue philosophique*, Manouvrier présente dans ce même tome (tome XV, 1888, pp. 453-461) une « Étude comparative sur les cerveaux de Gambetta et de Bertillon ». L'homme politique et le démographe représentent deux formes d'intelligence et de caractère fort différentes ; même si Manouvrier reconnaît que la tentative est ridicule d'établir un lien de cause à effet entre le caractère des cerveaux et les aptitudes intellectuelles, « il s'agit seulement d'exposer des différences anatomiques, de les rapprocher de certaines différences psychologiques connues avec plus ou moins de précision et de voir s'il est possible de saisir quelque relation entre les unes et les autres, d'après les données de l'anatomie comparative et de la physiologie » (*Op. cit.*, p. 453.). Pourtant, dès l'étude comparative du poids des deux cerveaux qui conclut à la supériorité de celui d'Adolphe Bertillon (1821-1883), Manouvrier affirme, « sans aucun doute », que l'anatomie comparative possède au point de vue psychologique une valeur propre. Ainsi la supériorité quantitative se traduit par une supériorité pondérale du cerveau qui augmente les possibilités de connexions et d'arrangement, « et corrélativement », de correspondances, d'associations, de combinaisons psychiques. L'argument est ici celui de lier la quantité à la qualité dans un rapport de cause à effet. Manouvrier ne peut toutefois préciser la sorte d'infériorité psychique de Léon Gambetta (1838-1882). Cependant il ne résiste pas à la tentation d'établir un parallèle entre l'organisation cérébrale des criminels et celle de Gambetta en ce qu'elle comporterait « Moins de réflexion et plus d'action », même si l'action prompte et énergique est nécessaire pour la qualité de chef. Manouvrier va jusqu'à conclure, dans un pur esprit phrénologique, que les qualités d'orateur de Gambetta proviennent du volume de la troisième circonvolution frontale gauche qui constitue « un véritable organe cérébral *professionnel* » (p. 460). Même si les phrénologistes attribuaient à cette troisième circonvolution frontale gauche l'organe du vol, Manouvrier invoque le même principe en établissant un lien entre l'organisation physiologique et la fonction sociale. L'innéité cérébrale définirait les conditions de l'occupation sociale.

Dans sa présentation des travaux de Manouvrier qui conclut que la moyenne des poids de l'encéphale est plus élevée chez les individus les plus intelligents, Binet considère comme curieux de « rechercher quelles sont les qualités intellectuelles qui peuvent s'allier avec un cerveau de petite masse ; l'autre consiste à faire dans le cerveau une part à ce qui revient comme poids aux fonctions corporelles, et une part à ce qui revient comme poids à l'intelligence » (Binet, 1899, p. 297, note 1). Or Binet trouve en Manouvrier un allié de la crâniométrie car « il n'existe point d'accord entre le développement de certaines régions du crâne et celui des régions correspondantes du cerveau. En d'autres termes la crâniométrie donnerait des résultats plus significatifs que l'encéphalométrie, l'étude de la boîte serait plus instructive que celle de son contenu ; pour estimer la valeur intellectuelle d'un individu, il faudrait prendre en considération son crâne bien plus que son cerveau » (Binet, 1899, p. 298). Dans le tome 2 de son ouvrage *Le cerveau, organe de la pensée chez l'homme et chez les animaux* le neurologue britannique H. Charlton Bastian (1837-1915) rappelle « combien le simple volume ou le simple poids du cerveau sont peu importants relativement au degré d'intelligence de l'individu » (Bastian, 1888, p. 35).

Dans le même volume de *L'Année Psychologique*, Binet publie un article méthodologique de Manouvrier qui définit sans doute le cadre épistémologique des recherches en un « Aperçu de céphalométrie anthropologique ». Il distingue la céphalométrie, la mesure de la tête sur le vivant ou le cadavre de la crâniométrie, mesure du squelette et de la tête. Fidèle à Broca, Manouvrier estime que « le psychologue actuel désireux d'étudier le volume et la forme de la tête dans des catégories psychologiquement établies, a donc encore tout avantage à utiliser la céphalométrie de Broca » (Manouvrier, 1899, p. 563). Malgré l'intérêt d'étudier le volume du crâne, Manouvrier précise bien qu'il n'y a pas de relation entre le volume du cerveau et la taille, et que rien n'implique que « le degré d'intelligence puisse être évalué d'après le volume du cerveau » (Manouvrier, 1899, p. 563). « Lorsqu'on mesure la tête des gens, ce n'est point dans le but de mesurer leur intelligence » (Manouvrier, 1899, p. 563) c'est pour étudier les relations entre le cerveau, le crâne et l'intelligence et non pour établir un lien de causalité et d'implication. En pesant les différents lobes de cerveaux de sauvages, de Français d'une intelligence inférieure et médiocre et d'hommes éminents, Manouvrier estime que « les faibles variations existantes ne sont pas en rapport avec le degré de l'intelligence » (Manouvrier, 1899, p. 570). En restant dans une épistémologie du développement physiologique de la morphologie des crânes, Manouvrier souligne combien la question de « l'influence réciproque du crâne sur le cerveau durant le cours du développement de l'un et de l'autre » (Manouvrier, 1899, p. 571) est centrale. Suit une méthodologie précise, que Binet utilisera strictement, à part quelque variation, pour évaluer la capacité crânienne selon l'indice cubique de Broca, même s'il faut distinguer un nombre à peu près proportionnel de « la capacité réelle » (Manouvrier, 1899, p. 573).

D'un point de vue psychologique, Manouvrier rappelle la distinction qu'il a faire dans la *Revue de l'Ecole d'Anthropologie* en 1894 dans son article « Essai sur les qualités intellectuelles » considérées en fonction de la supériorité cérébrale quantitative : « 1°. Entre les qualités intellectuelles directement résultantes de la conformation et l'intelligence réalisée par l'acquis, le dressage, l'entraînement ; 2°. Entre les qualités intellectuelles que l'analyse nous fait considérer comme étant en rapport avec le développement cérébral en volume et complexité, et les qualités intellectuelles visiblement indépendantes de ce volume, mais plutôt liées à des conditions de circulation, de neurasthénie, de tempérament » (Manouvrier, 1899, p. 575). Manouvrier adresse t-il une invitation à Binet lorsqu'il écrit, à propos de la recherche d'éventuelles corrélations entre intelligence et forme du crâne : « Il y a lieu de croire qu'un anatomiste psychologue spécialement expérimenté en la matière pourrait s'essayer, avec un succès relatif, à diagnostiquer ces dernières variations d'après des caractères crâniens » (Manouvrier, 1899, p. 575) ? Manouvrier conclut sur le fait d'atteindre un degré de précision scientifique « dans la description des variations innombrables, toutes intéressantes de la tête humaine » (Binet, 1899, p. 591)

Les méthodes et résultats d'Alfred Binet

Binet va utiliser la méthode de Manouvrier pour affiner sa propre méthodologie : adoucissement des frottements, légères augmentations des diamètres antéro-postérieur, métopique et transversal, emprunt du point de repère du diamètre bi-auriculaire, augmentation de ce diamètre par un nouveau positionnement des pointes du céphalomètre « non seulement sur le bord supérieur de l'arcade zygomatique, près de l'oreille, comme je le faisais autrefois, mais en m'adossant au cartilage » (Binet, 1901e, p. 422).

Pour la plus grande partie des mesures, lorsque Binet compare les 50 intelligents aux 50 moins intelligents, la différence est « 3 à 4 fois plus considérable », soit 4 mm pour le diamètre antéro-postérieur et 4mm pour le diamètre frontal-minimum. Or, constate Binet « la supériorité des mesures qu'entraîne l'intelligence n'existe pas indistinctement pour toutes les mesures. Nous avons vu que, pour certaines d'entre elles, ce sont les moins intelligents… » (Binet, 1901e, p. 424). La variation moyenne des mesures céphaliques ne vient pas tant de la différence entre l'élite et les moyens, mais des arriérés dont le volume céphalique est plus grand qu'on ne pouvait le supposer « Comment se fait-il que les enfants d'une inintelligence notoire aient un crâne plus développé que les enfants d'une intelligence moyenne » (Binet, 1901e, p. 424)

Les arriérés, relevant en Seine et Marne d'un « groupe aberrant » (*Ibid*), forment une série peu homogène avec à la fois des grands et petits crânes : « Il en résulterait que la méthode des moyennes est inapplicable par le calcul de la capacité crânienne des arriérés » (*Ibid*). Le résultat de recherches non prévues par Binet l'incite à admettre que « certaines conditions nous échappent encore » (Binet, 1901e, p. 425). La notion de développement est ici avancée : « Le développement anormal, dans ce cas, est quelque chose d'anormal puisqu'il est contraire à la relation établie partant d'autres recherches entre l'intelligence et le crâne » (Binet, 1901e, p. 425). Binet ignore les causes évoquant des hypothèses de développement pathologique : il faut qu'il y ait eu « une influence toute particulière qui est liée à la médiocrité intellectuelle » qui est « la conséquence de quelque phénomène anormal (hydrocéphalie chronique, pachycéphalie) » (Binet, 1901e, p. 425).

Dans son article de 1902, inspiré des travaux de Vossiljef sur la croissance de la tête dans les deux sexes, « La croissance du crâne et de la face chez les normaux entre 4 ans et 18 ans » Binet rappelle que « des chiffres de mesure n'ont aucune valeur par eux-mêmes » (Binet, 1902b, p. 345). À l'étude longitudinale sur un suivi de cohorte pendant vingt ans, un idéal méthodologique en psychologie du développement, Binet préfère répéter les mesures sur un grand nombre de personnes qui puisse effacer « les énormes variations individuelles qu'on observe chez les enfants de même âge, et qui tiennent soit à des différences de race, de tempérament, soit à ce que des sujets de même âge ne sont pas parvenus au même degré de leur développement personnel » (Binet, 1902b, p. 346). Binet pose les limites de la mesure, celles du *mensurateur* dont l'interaction inconsciente introduit sa propre variabilité dans les résultats des différentes séries : « chaque expérimentateur a son erreur personnelle » (Binet,1902b, p. 347).

Binet vise ici explicitement le Pr J. Boyer, professeur à l'Institut médico-pédagogique du Dr Bourneville à Vitry sur Seine, qui avait cru judicieux de publier dans le n° 5 du *Bulletin* de la Société de 1901, dans le même numéro où Th. Simon publiait « Le développement du corps et de la tête chez les enfants anormaux », une observation de mesure où l'expérimentateur est anonyme entre les deux séries de 1896 et 1897 : « le mensurateur n'a-t-il pas pu subir une auto-suggestion, n'a t-il pas cru d'avance que la tête à mesurer avait augmenté de volume ? » (Binet, 1902b, p. 348, note 1). Binet est parfaitement conscient, contrairement à ce que l'on a pu dire de son rapport au sujet mesuré, de l'obstacle épistémologique constitué par le mensurateur lui-même, ce qui rend le résultat non pas incertain mais relatif. En 1904 dans le n° 15 du *Bulletin*, Boyer, rappelant son antériorité dans le domaine depuis 1886 avec Bourneville, présente de nouveaux résultats dans son « Essai de céphalométrie chez les enfants idiots » où il estime que « les idiots moraux, en général, ne présentent, en dehors de la mobilité exagérée de leurs traits, que peu ou pas de différence avec l'enfant normal d'un point de vue physique » (Boyer, 1904, p. 412). Dans sa réponse Binet, rappelant combien Boyer lui doit « son éducation céphalométrique » (1904b, p. 413), précise que « ce qui caractérise l'idiot, c'est encore la grandeur de la variation moyenne que présente un ensemble des mesures concernant les enfants de cette catégorie » (Binet, 1904b, p. 413), la mesure constituant en quelque sorte la catégorie d'idiot car leur variation individuelle est réduite par la moyenne, Binet utilisant ici toujours le même argument de Manouvrier.

Binet ne mesurait que les garçons en 1901 en deux moments différents en faisant toujours comme cela pour éviter « de faire de l'anthropométrie à deux » (Binet, 1902b, p. 252). La puberté est décrite comme un processus de transformation par une « accélération » (Binet, 1902b, p. 362) subie par le crâne, la face, et la distance ophryo-sous-nasale. Aucune notation n'est réalisée sur le rapport entre vitesse d'accroissement et intelligence. Dans l'article « Corrélation des mesures céphaliques », fait sur les 50 élèves intelligents des écoles primaires de Seine et Marne, Binet admet, comme si le paradigme développemental prenait le dessus (Andrieu, 1999), que « les mesures que j'ai utilisées ont été prises sur des sujets qui étaient en pleine période de développement ; il en résulte que les mesures céphaliques de ces sujets présentent entre elles, non seulement des différences ethniques, pathologiques et individuelles, mais encore des différences qui proviennent d'une inégalité dans l'état de développement » (Binet, 1902c, p. 363, note 1). L'inégalité développementale devient un concept explicatif de la différence d'intelligence qui relativise le relevé céphalométrique des variations individuelles. Reconnaissant le caractère incomplet de la force des corrélations non liée au parallélisme des mesures, Binet estime que la méthode « n'explique pas la cause des relations que nous trouvons entre les différentes mesures du crâne, avec des différences variant entre 1 et 7 millimètres entre les deux groupes de 10 enfants sélectionnés par l'extrême du diamètre céphalique. » La proportion du crâne chez les aveugles (Binet, 1902d) et chez les sourds et muets (Binet, 1902e) porte sur des enfants jouissant de toutes leurs facultés intellectuelles et pose plutôt le problème de leur développement physique (Binet, 1902d, p. 373).

Dans son article « Nouvelles recherches de céphalométrie » (1902a, pp. 342-343), Binet fait l'inventaire de 21 travaux d'anthropologie scolaire. Il met l'accent sur l'état du corps et l'état de santé des enfants en rapport, comme dans ses travaux sur la fatigue intellectuelle avec « la somme de leur travail » et « leur capacité à travailler ». La pureté de la race « ne semble pas indiquer un avantage spécial au point de vie intellectuel » (1902a, p. 343). Il s'attache désormais à « la croissance du crâne » (Binet, 1902a, p. 341) n'apercevant dans ces publications rien de véritablement nouveau, à part les travaux de Alice Lee et Pearson, pour persister dans l'idée d'une relation entre capacité crânienne et capacité intellectuelle. Comme si une lente mais certaine dissociation s'était opérée dans l'épistémologie de Binet entre d'un côté une mesure du corps et de l'autre la recherche d'un outil mental d'évaluation, désormais nécessaire puisque rien de physique, de céphalique ne suffira jamais à mesurer les inégalités d'intelligence entre les individus.

La mesure du crâne des débiles et idiots

Le modèle aliéniste de Th. Simon concerne nombre de publications signées ensemble avec Binet. Interne (Simon, 1954, pp. 410-411) chez le Docteur E. Blin à l'asile de Vaucluse du 1er fevrier 1899 au 31 janvier 1901, il propose les 300 garçons de la Colonie d'enfants anormaux de Perray-Vaucluse à Binet. Ce dernier lui confit un plan de mensurations à effectuer : taille, poids, périmètre thoracique, envergure... travail qui servit à la thèse de doctorat de Simon (Simon, 1900) intitulée *Étude comparée du développement physique et de l'intelligence*. Interne à St Anne dans le service de l'Admission chez Valentin Magnan (1835-1916), il y fréquente avec Alfred Binet les arriérés soucieux de la lecture de signes[109]. Mais Simon et Binet collaboraient à un mémoire, "près de 300 pages de notes étaient réunies" (Simon, 1960, p. 5, note 1) sur la démence précoce dont le texte devait être assez proche des textes publiés en 1910 et 1911 dans *L'Année Psychologique*. Simon, quant à lui, persista, à travers la thèse de médecine qu'il dirige en 1926 de Lucie-Renée Bonnis et intitulée *Le développement de l 'intelligence chez les arriérés*, dans le modèle aliéniste de la déficience mentale.

Dans son article de 1900 sur les « Recherches céphalométriques sur les enfants arriérés de la colonie de Vaucluse », Simon distingue les idiots et les imbéciles d'une part et les débiles dégénérés et délirants d'autre part ; pour ce qui est des mesures crâniennes l'écart « atteint à peine 2 millimètres » (Simon, 1900, p. 463). En comparant les résultats sur les mêmes populations, un écart petit et constant persiste entre les

[109] À la mort de Binet, Simon inventorie, parmi ses manuscrits des *Notes sur les aliénés, des asiles de Ste Anne et de St Yon.*

mesures de Binet et de Simon prouvant par là « l'impossibilité presque absolue de comprendre les statistiques d'auteurs différents » (Simon, 1900, p. 468). Simon se démarque de Binet en affirmant que « pour ce qui est des dimensions absolues, il semble bien cependant qu'il y ait un accroissement progressif au fur et à mesure que l'intelligence est plus vive » (Simon, 1900, p. 488). Dans l'article de 1901 sur « le développement du corps et de la tête chez les enfants normaux », Simon fit remarquer que l'écart entre les plus intelligents et les moins intelligents était de 3 mm, Binet leur attribuant cependant une valeur moyenne du diamètre frontal minimum plus grande. Les débiles, en ce qui concerne la tête, offrent le plus souvent « des valeurs de juste milieu relativement à ce qu'elles sont chez les idiots ou imbéciles que les valeurs extrêmes paraissent au contraire caractériser » (Simon, 1901, p. 113). Ainsi une classification de l'intelligence des deux groupes semble compromise par les seules données céphalométriques. Il reste à inventer une autre échelle métrique et mentale.

Sur l'observation par la mesure, Binet ne cesse de distinguer la médecine de ce qu'il appelle la pédagogie psychologique. Ce problème de délimitation des champs se pose tant pour l'étude du développement corporel de l'enfant que pour celle de la vision et de l'audition. Binet avance l'idée d'un examen pédagogique de la vision : "Nous avons proposé, avec le Dr Simon, que l'on considérât un examen de la vision comme formé de deux parties bien distinctes : une partie pédagogique, qui peut être exécutée par tout instituteur ou par tout parent ; et une partie médicale, qui sera réservée au médecin oculiste" (Binet, 1910a, p. 15). La distinction, parfois source de conflit, entre le médecin scolaire et l'instituteur suffirait pour réserver au premier l'étude de l'état de santé et au second l'étude de l'état du développement corporel : "Il faut se préoccuper de savoir si le développement corporel d'un enfant se fait ou non d'une manière normale ; c'est une partie de la question qui est moins médicale et qui intéresse davantage la pédagogie proprement dite : elle est aussi plus accessible à l'expérimentation et à des conclusions précises, car l'état de développement corporel se juge mieux que l'état de santé" (Binet, 1910a, p. 18). Ainsi l'expérimentation, à l'inverse de l'examen médical, veut mesurer la valeur physiologique de chaque individu afin d'éviter, le thème est récurrent chez Binet, la fatigue, le surmenage ou l'épuisement.

Cet "examen physique des élèves" est lié à la pédagogie par le rapport cherché entre la force physique et l'intelligence. L'échec de la crâniométrie signe-t-il aussi celui d'une physiologie de l'intelligence ? Encore une fois, mais à la suite là aussi d'une mesure du développement physique de 600 enfants environ d'école primaire, Binet répond en renonçant aux méthodes naturalistes de Gilbert, Boas et West. Retenant la méthode de l'anthropologiste américain Porter, il renverse le raisonnement : s'appuyant sur l'échelle établie par Vaney en 1905, il propose de transformer le degré d'instruction par rapport à l'âge en degré d'intelligence car l'instruction suppose effort, actes d'attention, de mémoire et de jugement. Rapportant ce degré d'instruction aux considérations de poids, de taille, de largeur d'épaule, etc. l'étude aboutit à une distribution curieuse. Et Binet de s'interroger : "Pourquoi donc est-ce que la mensuration corporelle d'un écolier ne nous renseigne pas avec précision sur sa capacité d'intelligence ? (...) Dans la pratique scolaire, il reste évident que le lien unissant la capacité intellectuelle à la capacité physique est assez lâche, et que d'un examen d'anthropométrie corporelle on ne peut rien conclure sur l'intelligence d'un écolier. Le diagnostic pédagogique ne peut donc pas, du moins dans l'état actuel de nos connaissances, utiliser ces données anatomiques et physiologiques" (Binet, 1910a, pp. 28-29). Il faut en conclure que la pédagogie psychologique, si elle appartient bien à la pédagogie expérimentale, ne peut s'appuyer sur des critères physiologiques du développement. Le développement intellectuel relève d'une échelle des âges mentaux sans étiologie physiologique.

Faut-il, dès lors, faire des différences entre la pédagogie expérimentale de Simon et la pédagogie scientifique de Binet ? Alfred Binet souligne dans son dernier ouvrage écrit en 1909 et qui paraît en 1910 *Les Idées modernes sur les enfants* combien l'addition de qualificatifs comme scientifique, moderne, expérimental, physiologique et psychologique à pédagogie suscitait comme dédain en France alors que trente années de recherches expérimentales légitimaient tant en Amérique qu'en Allemagne ce déplacement épistémologique de la pédagogie. Se présentant dans ce dernier livre comme directeur de laboratoire à la Sorbonne, Binet estime avoir créé en 1906 dans une école primaire de Paris, rue Grange-aux-belles, un "laboratoire de pédagogie" (Binet, 1910a, p. 16 ; Binet, Simon, & Vaney, 1906) dans lequel, associé à M. Vaney (directeur de l'école), M. Bedorez, directeur de l'enseignement primaire de la Seine et M. Belot inspecteur primaire, il mène ses recherches de “pédagogie expérimentale”. Il définit ainsi la méthode, opposant théorie et pratique : “Il vaudrait bien mieux, à notre avis, des leçons de choses, des travaux pratiques de pédagogie ou de psychologie individuelle, où on mettrait les élèves-maîtres en présence de certaines difficultés, où on leur ferait chercher la caractéristique mentale d'un enfant, les méthodes à lui appliquer. À ces travaux pratiques de pédagogie, j'ajouterai un autre secours, les consultations pédagogiques, données par des spécialistes comme des exemples pour instruire” (Binet, 1910a, p. 16). La pédagogie expérimentale synthétise deux axes des travaux de Binet : l'observation par la mesure des capacités physiques et attitudes mentales de l'enfant et l'expérimentation de procédés pédagogiques par une série d'exercices évaluatifs.

Conclusion

La céphalométrie scolaire serait une échelle épistémologique pour qui voudrait s'en emparer pour distinguer les capacités intellectuelles. Elle révèle au contraire que la mesure du corps et de sa surface ne suffit pas pour décider des raisons de l'inégalité d'intelligence entre des individus si variés. La mesure céphalométrique elle-même, même accomplie par un physiologiste psychologue, ne légitime pas la réduction de l'intelligence à la capacité crânienne, encore moins au cerveau.

Cet échec épistémologique est essentiel pour détourner Binet de l'anthropologie scolaire et se lancer, sous l'influence du paradigme développemental, vers l'élaboration en 1905 d'une échelle métrique mentale.

Bibliographie

Andrieu, B. (1994). 1894, Causes et conséquences de *L'Année Psychologique*, Centenaire de *L'Année Psychologique,* Actes du 13e Congrès de Cheiron-Europe, Paris 7-11 septembre, Université René Descartes-Institut de Psychologie, pp. 8-14.

Andrieu, B. (1996). Alfred Binet et la perception. Préface à A. Binet, *La perception extérieure* [1886], Ed. B. Andrieu, Ed. InterUniversitaires, VII-XLIV.

Andrieu, B. (1997). Cerveau X et la psychologie négative d'A. Binet, *Cahiers Binet-Simon*, n° 1, 83-102.

Andrieu, B. (1997). Un texte inédit d'Alfred Binet. *L'Année Psychologique, 97*, 341-344.

Andrieu, B. (1999). Le mythe de l'unification de la psychologie par la science chez D. Lagache", Ed. J.P. Pétard. *Bulletin de Psychologie, 52* (2), 440, 203-211.

Andrieu, B. (1999). La science du corps d'enfant. *Cahiers Afred Binet*, n° 658, 50-62

Andrieu, B. (2001). De la mesure de l'intelligence au développement mental : la mobilité epistémologique d'Alfred Binet. *Enfance*, Conceptions du développement, n° 1, 101-107

Andrieu, B. (2001). Binet en mouvement : vers une psychologie synthétique, Introduction, Tome I, volume 1, Œuvres complètes d'Alfred Binet *Alfred Binet, sa vie son œuvre.* St Pierre du Mont : Euredit.

Andrieu, B. (2001). Corpus Binet, Tome I, volume 1, Œuvres Complètes d'Alfred Binet *Alfred Binet, sa vie son œuvre.* St Pierre du Mont : Euredit.

Andrieu, B. (2001). Note historique, tome XX, Œuvres Complètes d'Alfred Binet, Ed. A. de la Garanderie, *L'étude expérimentale de l'intelligence*. St Pierre du Mont : Euredit.

Andrieu, B. (2004). La fatigue mentale. Histoire du concept de travail intellectuel. Introduction à A. Binet & V. Henri, *La fatigue intellectuelle* (1898), Réed. Serge Nicolas, Œuvres Complètes. Paris : L'Harmattan, pp. XIX-LXXI.

Andrieu, B. (2005). La perception comme raisonnement. Introduction à A. Binet, *La psychologie du raisonnement* (1886), Réed. Serge Nicolas, Œuvres Complètes. Paris : L'harmattan.

Andrieu, B. (2005). Comment éduquer les anormaux. Introduction à A. Binet & Th. Simon, *Les enfants anormaux* (1907), Réed. Serge Nicolas, Œuvres Complètes. Paris : L'Harmattan.

Andrieu, B. (2005). L'esprit et la matière, Introduction à A. Binet, *L'âme et le corps* (1905), Réed. Serge Nicolas, Œuvres Complètes. Paris : L'Harmattan.

Bastian, H.C. (1888). Poids du cerveau et intelligence. In *Le cerveau, organe de la pensée chez l'homme et chez les animaux*. Paris : Alcan, tome 2, pp. 24-35.

Binet, A., & Vaschide, N. (1898). La psychologie à l'école primaire. *L'Année Psychologique*, *4*, 1-14.

Binet, A., & Vaschide, N. (1899). (Art. Anonyme, mais dont Vaschide, dans une note du numéro 1901 de *L'Année Psychologique*, 7, 368 dira avoir eu une part) Historique des recherches sur les rapports de l'intelligence avec la grandeur et la forme de la tête. *L'Année Psychologique*, *5*, 245-298.

Binet A. (1899). Compte-rendu : I.-V. Laborde, 1898, *Léon Gambetta, bibliographie psychologique. Le cerveau, la parole, la fonction et l'organe, historique authentique de la maladie et de la mort*, Paris, Schleicher, 162 p., *L'Année Psychologique*, *5*, 743-745.

Binet, A. (1901a). Recherches sur la technique de la mensuration de la tête vivante. *L'Année Psychologique*, *7*, 314-368.

Binet A., (1901b). Etudes préliminaires de céphalométrie sur 59 enfants d'intelligence inégale choisi dans les écoles primaires de Paris. *L'Année Psychologique*, *7*, 369-374.

Binet, A. (1901c). Recherches complémentaires de céphalométrie sur 100 enfants d'intelligence inégale choisis dans les écoles primaires du département de Seine-et-Marne. *L'Année Psychologique*, *7*, 375-402.

Binet, A. (1901d). Recherches de céphalométrie sur 26 enfants d'élite et enfants arriérés des écoles primaires de Seine et Marne. *L'Année Psychologique*, *7*, 403-411.

Binet A. (1901e). Recherches de céphalométrie sur des enfants d'élite et arriérés des écoles primaires de Paris (déc.1900 et janvier 1901), *L'Année Psychologique*, *7*, 412-429.

Binet, A. (1902a). Nouvelles recherches de céphalométrie. *L'Année Psychologique*, *8*, 341-344.

Binet, A. (1902b). La croissance du crâne et de la face chez les normaux entre 4 et 18 ans. *L'Année Psychologique, 8*, p. 345-362.

Binet, A. (1902c). Corrélation des mesures céphaliques. *L'Année Psychologique, 8*, 363-368.

Binet, A. (1902d). Les proportions du crâne chez les aveugles. *L'Année Psychologique, 8*, 369-384.

Binet, A. (1902e). Les proportions du crâne chez les sourds-muets. *L'Année Psychologique, 8*, 385-389.

Binet, A. (1904a). Questions de technique céphalométrique d'après M. Bertillon. *L'Année Psychologique, 10*, 139-41.

Binet, A. (1904b). Addition à l'article M. Boyer. *Bulletin,* n° 15, 412-415.

Binet, A. (1904c). Les frontières anthropométriques des anormaux. *Bul., 16*, 430-38.

Binet, A. (1910a). Les signes physiques de l'intelligence chez les enfants. *L'Année Psychologique, 16*, 1-30.

Binet, A. (1910b). Correspondance ; Mesure du niveau intellectuel. *Bul., 60*, Févr., 89-92.

Binet, A. (1910c). Comment les instituteurs jugent-ils l'intelligence de l'écolier ? *Bul., 64*, 172-182.

Binet, A. (1910d). Mesure du degré d'instruction d'après les recherches nouvelles. *Bul., 66*, 1-14.

Binet, A., & Simon, Th. (1910). Sur la nécessité d'une méthode applicable au diagnostic des arriérés militaires. *Annales médico-psychologiques*, janv.fev., 1-5.

Binet, A., Simon, Th. & Vaney, V. (1906). Le laboratoire de la Rue Grange-aux-belles : Travaux du laboratoire en 1905-06. Première année de sa création. *Bul.*, 34, p. 10-24. Reed. *Bull.*, 1961, n° 471, p. 187-202.

Binet A., & Vaney, V. (1910). La mesure du degré d'instruction d'après des recherches nouvelles. *Bul., 66*, 1-14.

Boyer, J. (1901). Contribution à l'idiotie morale et en particulier du mensonge, comme symptôme de cete forme mentale. *Bulletin*, n° 5, 121-123.

Boyer, J. (1904). Essais de céphalométrie chez les enfants idiots. *Bulletin*, n° 15, 408-412

Dias, N. (2004). *La mesure des sens. Les anthropologues et le corps humain au XIXe siècle.* Paris : seuil.

Lanteri-Laura, G. (1970). *Histoire de la phrénologie*. Paris : P.U.F (Rééd. 1994).

Manouvrier, L. (1899). Aperçu de céphalométrie anthropologique. *L'Année Psychologique*, *5*, 558-591.

Pinell, P. (1995). L'invention de l'échelle métrique de l'intelligence. *Actes de la recherche en sciences sociales*. Paris : Seuil, 108, pp. 19-35.

Pinell, P. (2004). Médicalisation de l'échec scolaire. D. Lecourt Ed. *Dictionnaire de la pensée médicale*. Paris, PUF, p. 376.

Renneville M., (2000). *Le langage des crânes. Une histoire de la phrénologie*. Paris : Les Empêcheurs de penser en rond

Simon, Th. (1900). Recherches céphalométriques sur les enfants arriérés de la colonie de Vaucluse. *L'Année Psychologique*, *6*, 430-489.

Simon, Th. (1901). Le développement du corps et de la tête chez les enfants anormaux. *Bulletin*, n° 5, 109-113.

Simon, Th. (1939). Quelques problèmes posés par les tests, *Communication au centenaire Th. Ribot et Jubilé de la Psychologie scientifique Française*. Agen : Imprimerie moderne.

Simon, Th. (1954). L'échelle Binet-Simon et l'intelligence. Comment est née, aux environs de 1900, la mesure du développement de l'intelligence et les étapes de sa construction. *Bulletin de la Société,* n° 418, 409-420.

Simon, Th., (1955). L'échelle Binet-Simon et l'intelligence. *Bulletin de la Société Alfred Binet*, n° 418, 409-420.

Simon, Th. (1960). Manuscrits d'Alfred Binet, *Inédits d'Alfred Binet*, Imp. A. Coueslant, Cahors, pp. 5-6.

Vaney, V. (1905). Nouvelles méthodes de mesures applicables au degré d'instruction des élèves, étude spéciale du calcul. *Bulletin de la Société Alfred Binet*, *23*, 653-660.

Vaney, V. (1906). Combien existe-t-il en France d'enfants arriérés de l'intelligence ? *Bulletin de la Société Alfred Binet*, *30*, 94-97.

Vaney, V. (1911). Les classes pour arriérés. Recrutement, organisation, exercices d'orthopédie. *Bulletin de la Société Alfred Binet*, n° 68, 49-152.

Vaney, V. (1912). L'examen des candidats aux classes de perfectionnement du 10e arrondissement fait au laboratoire en ces dernières années. *Bulletin de la Société libre*, n° 78, fev. mars, 134-144.

INTELLIGENCE ET TESTS D'INTELLIGENCE[110]

Théodore SIMON
17 mai 1956
École Docteur Simon à Perpignan

Vous trouverez, dans les classes, à côté des sujets bien doués et brillants, des enfants, qui, à l'inverse, n'arrivent pas à répondre aux questions qu'on leur pose, qui sont en retard sur les autres élèves de la classe – Je ne dis pas sur les élèves de la tête de la classe mais sur la moyenne même de la classe – qui lisent mal, qui calculent mal, qui calculent même plus mal encore qu'ils ne lisent. On les appelle à cause de cela des enfants retardés. Ce sont surtout les enfants qui posent des problèmes.

Pourquoi en effet sont-ils retardés ? Il y a bien des raisons qui peuvent en rendre compte, qui peuvent l'expliquer.

Quelquefois, il s'agit d'enfants qui ont été malades, qui, par conséquent, n'ont pas suivi dans leur scolarité la marche régulière.

Il peut s'agir aussi, chose assez curieuse, d'un désaccord de l'enfant et de son maître. Quelquefois d'un désaccord tout à fait

[110] Lors de l'inauguration de l'École Docteur Simon, 62 rue d'Espagne à Perpignan (cf. Martinez & Michel, 1984). École autonome de perfectionnement "Docteur Simon", Perpignan. *Cahiers de l'enfance inadaptée*, n° 268, janvier, pp. 6-10). Théodore Simon donne une conférence le jeudi 17 mai 1956 à 15h00. Le tapuscrit complet de cette conférence a été retrouvé dans la maison de Michel Nou qui était instituteur, puis directeur de l'école du Docteur Simon à Perpignan, dans les années soixante et soixante-dix, dont vient d'hériter Madame Michèle Peers. La première partie de la conférence a été publiée en partie dans le n° 430, 1956, pp. 113-117. Nous publions ici la partie intitulée *Intelligence et tests d'intelligence* du tapuscrit car il présente un exemple de passation du test Binet-Simon en 1956. Texte établi par Bernard Andrieu et Pédro Salem.

extraordinaire. Après la guerre de 14-18, il m'est arrivé d'examiner des jeunes recrues, par conséquent des garçons de vingt ans. Et bien, dans ce groupe, j'ai rencontré un garçon qui se présentait bien et qui, testé avec notre test d'intelligence, montrait une intelligence de 12 ans. Seulement ce bougre-là, à sa rentrée à l'école primaire, entre 6 et 7 ans, s'était, je ne sais pas pourquoi, fâché avec son maître. Il m'a raconté qu'il avait alors décidé de ne plus rien faire et notamment de ne pas apprendre à lire. Comme il était têtu, malgré toute son intelligence, il avait en effet refusé de faire quoi que ce soit en classe. Résultat, il se trouvait au régiment à 20 ans sans savoir lire et ça l'embêtait beaucoup pour la raison suivante : il aurait souhaité devenir vaguemestre du régiment. C'était une carrière qui ne lui était pas ouverte.

Par conséquent vous voyez, dans le retard scolaire, on peut trouver les causes les plus diverses. Ce qui est intéressant, ce n'est pas de savoir seulement si l'enfant est en retard. Un enfant en retard, il y a pour lui des classes de rattrapage et en s'y appliquant, s'il est intelligent, on peut lui faire combler ses lacunes.

Ce qui est important c'est de reconnaître s'il s'agit d'un retard occasionnel dû à des causes extérieures ou d'un retard qui tient à ce qu'il est incapable de tenir compte de ce qu'on lui dit, de comprendre les choses qu'il voit.

C'est pour cela avec Binet que nous avons mis sur pied en 1905 cet instrument qui a pris le nom de mesure de l'intelligence ou plus exactement « la mesure du développement de l'intelligence chez le jeune enfant ». Ce sont des questions, – il s'agit d'une soixantaine de questions – qui ne demandent pas d'instruction. Des questions auxquelles l'on doit répondre simplement lorsque l'on a vécu jusqu'à un âge déterminé. Je ne vous en montrerais qu'un échantillon afin de vous montrer comment nous nous y prenons. Si vous voulez bien je vous demanderai le plus jeune de ces enfants.

- Bonjour, comment t'appelles-tu ?
- Geneviève.
- Geneviève comment ?
- Geneviève Névejans.
- Ah, Névejans.

Vous voyez, pour faire connaissance, la première chose c'est toujours la même, c'est de commencer par demander à qui l'on a affaire.

Cet enfant se présente ainsi : Geneviève Névejans. Elle est un peu intimidée d'ailleurs, mais elle m'a dit son prénom et son nom.

De par ce seul fait, je sais déjà que l'intelligence de cette enfant est au moins une intelligence de 3 ans. Un enfant de 2 ans ne donne pas son nom. L'enfant de 2 ans donne son prénom, quelquefois son surnom, exceptionnellement son nom. À partir de 3 ans cela devient la règle. Voilà par conséquent une première notion acquise relative à son intelligence.

Quand j'étais à la colonie pour enfants d'arriérés de Perray Vaucluse, j'ai vu un jour dans notre asile une cinquantaine d'enfants. Sur les 50 enfants que je recevais, il y en avait bien 20 à 25 qui étaient incapables de dire leur nom, bien qu'ils aient 12-13-15 ans et même davantage. Par conséquent, rien que par ce fait, je savais déjà à quel genre d'enfants j'avais affaire. Je n'ai pas besoin, je pense, de m'expliquer davantage à ce sujet.

- Tu connais les chiffres ?
- Eh bien tu vas répéter après moi les chiffres que je vais te dire.
- Ecoute un peu.

Vous voyez qu'il n'est pas besoin pour faire ces examens, comme le font beaucoup de gens, de faire un grand discours à l'enfant pour qu'il ne se trouble pas. L'enfant ne se trouble que très rarement en tête à tête avec un adulte. Il se trouble quelquefois, évidemment, quand les parents sont là. Il se trouble plus souvent quand les parents se mêlent de l'examen. Si l'on a affaire à l'enfant en tête à tête, il est très rare qu'il ne réponde pas convenablement, ne se mette pas entièrement à votre disposition.

- Tu vas répéter après moi le chiffre que je vais te dire.
- 2 . 5. – 2 . 5. – très bien.
- 3 . 5 . 9. – 3. 5. 9. – très bien.
- 2. 7. 9 . 3. – 2. 7. 9. 3. – très bien.
- 3. 0. 6. 2. 5. 9. – 3. 0. 6...
- Ah ! tu les as oubliés ceux-là. Écoute un peu.
- 6. 1. 4. 3. 7. 5. – 6...
- Tu as sauté encore. Enfin si tu n'avais pas sauté ceux-là, tu en aurais sauté d'autres. Alors ne pleure pas pour ça. C'est pas mal.

Voilà par conséquent une épreuve qui est facile à faire comme vous voyez. Quand un enfant répète un certain nombre de chiffres dans la série 2, elle en a répété deux par exemple, je n'ai pas essayé de savoir si elle pouvait en répéter deux plusieurs fois. Cela m'est bien égal. Il suffit qu'elle en répète deux.

Elle a répété trois chiffres d'emblée. 4 chiffres autant que je me souvienne d'emblée. Elle s'est trompée sur six chiffres, alors je lui ai donné deux occasions pour se rattraper. Malgré les deux occasions, elle s'est enfoncée davantage. Cela importe peu.

Par conséquent voilà une enfant qui est capable de répéter cinq chiffres et qui n'est pas capable de répéter six chiffres.

Reportez vous à ce petit livre qui est précieux et vous voyez que répéter deux chiffres est de l'âge de 3 ans.

Répéter 3 chiffres est de l'âge de 4 ans, par conséquent la voici déjà qui est montée un peu.

Répéter 5 chiffres est de l'âge de 8 ans, ce qui n'est pas mal.

Répéter 7 chiffres est de l'âge de 15 ans. Par conséquent, voilà une enfant dont rien que par cette épreuve nous pouvons penser qu'elle a un niveau aux environs de 8 ans. Peut-être inférieur, peut-être supérieur, mais en tout cas déjà supérieur à son âge.

- Quel âge tu as ?
- 7 ans et demi

Pas très supérieur mais tout de même supérieur. Elle présente d'ailleurs une attitude très attentive qui parle aussi en sa faveur.

Je passe maintenant à un autre genre de question.

- Écoute, Geneviève, qu'est-ce que représente cette gravure ?
- Un Monsieur qui traîne une charrette.
- Bon, un Monsieur qui traîne une charrette. Nous ferons le commentaire après.
- Et ici, qu'est-ce que ça représente cette gravure-ci ?
- Un Monsieur et une dame qui sont assis.
- Bon, un Monsieur et une dame qui sont assis.
- Et ceci qu'est-ce que ça représente ? Regarde attentivement, dis-moi ce que ça représente.
- C'est tout ce que je te demande, allez dépêches-toi, ça y est, hein ? Ah, tu hésites, tu es intimidée, il y en a d'autres qui le seraient, il ne faut pas avoir peur comme ça. J'ai l'air d'un croque mitaine ? Tu n'as jamais vu un croque mitaine, tu ne sais pas comment c'est fait ? Tu ne sais pas ?

Eh bien lorsqu'on présente des questions sur ces gravures à un enfant en posant la question que je viens de poser, on obtient un certain nombre de réponses.

Le premier type c'est l'enfant qui ne répond rien du tout et qui reste absolument silencieux. Qu'est-ce que représente cette gravure ? Il la regarde ou il ne la regarde pas. Mais dans tous les cas, il n'articule pas la réponse. Geneviève a répondu. Un Monsieur qui tire une charrette. Là vous voyez qu'il s'agit d'une chose intelligence et assez animée. C'est ce que nous appelons la réponse par description. Réponse par description également est la seconde réponse qu'a donnée cette enfant.

Un Monsieur et une dame qui sont assis. Que nous importe où ils sont assis. Ce qu'il nous importe c'est qu'ils ont assis. Nous avons affaire à une description tout à fait typique.

Les réponses par description ce sont les réponses de l'âge de 7 ans.

Nous verrons par la suite un troisième genre de réponse ; ce sont des réponses par interprétation. Pour la première, par exemple, c'est un déménagement à la cloche de bois comme on dirait à Paris. Ce sont en effet un Monsieur et un petit garçon qui tirent sur une charrette tout en mobilier plus ou moins usagé. Pour la seconde question nous aurions pu avoir cette réponse : ce sont deux personnes malheureuses car elles ont l'air affligées sur le banc où elles sont assises. Dans ce cas ce sont des réponses supérieures aux réponses par description. Ce sont des réponses que l'on ne trouve couramment qu'à partir de l'âge de 15 ans.

Vous voyez par ces différentes questions nous arrivons peu à peu à serrer plus ou moins l'âge mental de cet enfant. Nous allons passer à une troisième épreuve qui est celle-ci :

- Écoute, petite, qu'est-ce que c'est qu'une chaise ?
- C'est là où on assied, c'est pour s'asseoir.
- Qu'est-ce que c'est qu'un cheval ?
- C'est une bête – c'est une bête.
- Qu'est-ce que c'est qu'une fourchette ?
- C'est une..., c'est une... ; c'est une chose pour que l'on puisse manger.
- Qu'est-ce que une table ?
- C'est là où on peut manger – c'est là où on peut manger.
- Qu'est-ce que c'est une maman ?

- Qu'est-ce que c'est une maman ? Hein. Tu as une bonne mère mais tu ne réponds pas assez vite à mon gré – qu'est-ce que c'est une maman ? Prends ton temps, tu sais nous ne sommes pas pressés. Qu'est-ce que c'est qu'une maman ? Allons, vas-y. Comment ? Je n'ai pas entendu.
- Je sais ce que c'est mais je ne sais pas comment le dire.
- Et bien, mais il faut essayer – Si tu crois que je sais ce que je vais dire moi – pas plus que toi, j'ai la même difficulté.
- Qu'est-ce que c'est qu'une maman ? - Puisque tu sais ce que c'est, essaie de t'expliquer – Hein ? Allons !

Voyez-vous lorsqu'on pose cette question à un enfant, c'est la même chose que tout à l'heure, pas tout à fait. Nous obtenons parfois des silences et le silence c'est la pire des choses parce que nous ne pouvons lui attribuer un sens. Nous ne savons pas ce que cela signifie. Quelqu'un de très intelligent peut très bien être arrêté pour répondre à ces questions. Quelqu'un de scrupuleux peut être arrêté ne sachant pas très bien ce que c'est.

Nous avons un genre de réponse qui consiste à répondre par l'usage des objets : une chaise c'est pour s'asseoir. C'est à peu près la réponse qu'elle a fait, une réponse que nous acceptons, bien qu'elle ne soit pas en très bon français, mais là n'est pas la question. Qu'est-ce que c'est qu'une fourchette, c'est avec quoi on mange, elle a dit quelque chose comme ça. Qu'est-ce que c'est qu'une table, elle a fait une réponse dans le même genre. Qu'est-ce que c'est qu'une maman, ce n'est pas encore sorti mais peut être cela viendra.

Qu'est-ce que c'est qu'un cheval, elle a fait un autre genre de réponse, d'un type différent. Elle nous a dit, c'est une bête, c'est-à-dire qu'elle a classé dans une catégorie d'objet déterminée.

Chacune de ses réponses montre un degré d'intelligence, nous ne tenons compte que des réponses qui ont obtenu la majorité. Ici c'est l'usage, un peu plus que l'usage.

Nous sommes avec cette enfant dans une période de transition. Nous sommes un peu hésitant à nous prononcer puisque c'est surtout parce qu'elle est gênée qu'elle ne répond pas. Sans cela elle aurait peut-être répondu, ce qui nous montre que nous sommes dans une période de transition, c'est que si les questions inférieures sont par l'usage, les autres questions sont un peu mieux. Surtout la bête pour désigner le cheval, ça c'est tout à fait bien. Les réponses par l'usage, qui pour elle sont une chose acquise, sont de 6 ans.

Nous avons ensuite les réponses supérieures à l'usage qui sont de 9 ans. Les réponses qui sont tout à fait bien qui sont des réponses par interprétation sont de l'âge de 15 ans, vous voyez qu'elle se tient toujours dans la zone où nous l'avons déjà située.

Les réponses supérieures à l'usage sont des réponses difficiles quelquefois à interpréter. Là nous n'avons pas eu d'exemple.

Il y a des enfants qui répondent : qu'est-ce que c'est une chaise ? c'est en bois. Et bien, c'est en bois est une réponse qui est donnée régulièrement par des enfants plus âgés que ceux qui répondent seulement : c'est pour s'asseoir.

Ce n'est peut-être pas mieux au fond et quelquefois même c'est plus mal. Nous avons eu dans les recrues dont je vous parlais tout à l'heure des réponses comme celle-là : qu'est-ce que c'est qu'une chaise ? C'est en bois ou de la paille. Qu'est-ce que c'est un cheval ? C'est de la viande. Cependant c'est supérieur à l'usage. C'est supérieur à l'usage parce que c'est d'un point de vue supérieur à l'usage, supérieur à celui qui consiste à considérer l'usage seulement.

Chez les mêmes recrues dont je vous parlais tout à l'heure, je les examinais au Val de Grâce. Le directeur du Val de Grâce était en grand uniforme, ce qui impressionne toujours les militaires. Nous avons eu la série de réponses que je viens de vous raconter et, quand nous sommes arrivés à la Maman le sujet a répondu : « la Maman ? C'est de la viande ». Il était parti sur une idée, cette idée de la matière et il ne l'a pas lâchée lorsque qu'il aurait due l'abandonner. Cette réponse est supérieure à l'usage, c'est entendu bien qu'elle vous paraisse, je le crains, et j'en suis à peu près sûr, peu véridique.

J'arrête là cette expérience. Merci beaucoup jeune fille – au revoir.

Je ne vous ai donné que quelques exemples. C'est en procédant à d'autres épreuves que nous arriverons à préciser progressivement son âge mental qui ne paraît devoir être situé *a priori* entre 8 ans et demi et 9 ans, ce qui n'est déjà pas mal pour elle.

C'est de cette manière que l'on reconnaît si un enfant est arriéré ou non. Un examen individuel de ce genre est un examen direct de ces facultés intellectuelles.

C'est dans ce but que nous avons construit l'échelle dont je viens de vous parler. Les questions vous l'avez lu sont de matières très inégales.

Chez un arriéré on trouve l'absence de ce pouvoir spontané d'élaborer des idées que nous avons vu se développer chez le tout jeune enfant dont je vous ai parlé tout à l'heure. C'est l'apanage de l'enfant normal, tandis que chez l'arriéré vous trouverez ce travail défectueux.

L'expérience a montré que les arriérés sont des enfants chez qui le concret est plus accessible que le côté abstrait des choses. Il est nécessaire de procéder beaucoup plus lentement et par des étapes encore plus graduées que lorsqu'il s'agit d'un enfant normal, en particulier pour la lecture. Pour eux sont nécessaires des exercices répetés ; c'est la seule chose même qui est efficace parce qu'ils sont peu accessibles au raisonnement, aux conseils que l'on peut leur donner. Ils sont cependant susceptibles d'acquérir certaines habiletés. D'où des conclusions pour la manière de les instruire, pour leur orientation professionnelle, qui rencontrent d'ailleurs beaucoup de difficultés.

SOMMAIRE

29661 - octobre 2011
Achevé d'imprimer par

1livre.com
du rêve à la réalité !